Porno educar

Porno educar

Una guía para abordar la pornografía desde la educación sexual

María Rodríguez

VERGARA

Papel certificado por el Forest Stewardship Council®

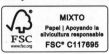

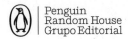

Primera edición: abril de 2025

© 2025, María Rodríguez
© 2025, Isabel Duque, por el prólogo
© 2025, Penguin Random House Grupo Editorial, S. A. U.
Travessera de Gràcia, 47-49. 08021 Barcelona

Penguin Random House Grupo Editorial apoya la protección de la propiedad intelectual. La propiedad intelectual estimula la creatividad, defiende la diversidad en el ámbito de las ideas y el conocimiento, promueve la libre expresión y favorece una cultura viva. Gracias por comprar una edición autorizada de este libro y por respetar las leyes de propiedad intelectual al no reproducir ni distribuir ninguna parte de esta obra por ningún medio sin permiso. Al hacerlo está respaldando a los autores y permitiendo que PRHGE continúe publicando libros para todos los lectores. De conformidad con lo dispuesto en el artículo 67.3 del Real Decreto Ley 24/2021, de 2 de noviembre, PRHGE se reserva expresamente los derechos de reproducción y de uso de esta obra y de todos sus elementos mediante medios de lectura mecánica y otros medios adecuados a tal fin. Diríjase a CEDRO (Centro Español de Derechos Reprográficos, http://www.cedro.org) si necesita reproducir algún fragmento de esta obra.
En caso de necesidad, contacte con: seguridadproductos@penguinrandomhouse.com

Printed in Spain – Impreso en España

ISBN: 978-84-19820-43-3
Depósito legal: B-2.709-2025

Compuesto en Llibresimes, S. L.

Impreso en en Black Print CPI Ibérica
Sant Andreu de la Barca (Barcelona)

VE 2 0 4 3 A

ÍNDICE

PRÓLOGO. 9

INTRODUCCIÓN 13

PRIMERA PARTE
Pornografía, adolescencia y educación sexual

1. Pornografía 29
   Del museo secreto a las pantallas: una breve
   historia de la pornografía 29
   La nueva pornografía online 39
   Pornografía *mainstream* y modelo sexual
   hegemónico 43
2. Pornografía y adolescencia 48
   La adolescencia y la mirada adulta 48
   Consumo de pornografía en la adolescencia . . 60
3. Educación sexual: una tarea pendiente 69
   La educación sexual como derecho y deber
   comunitario 69
   Suspenso en educación sexual 77
   Algunas pautas básicas para hacer educación sexual . 84

SEGUNDA PARTE
Abordar el porno desde la educación sexual

4. Hablemos de porno 93
    Cómo iniciar esta conversación necesaria 93
    La alfabetización pornográfica: despertar
    la mirada crítica 99
5. Lo que el porno cuenta sobre la sexualidad y lo que
    enseña la educación sexual 108
    El guion sexual pornográfico: genital,
    coitocéntrico finalista 108
    Diversificación de contenido, mismo modelo . . 117
    Roles de género y desigualdad 129
    La diversidad como fetiche 143
    Simplificación de las relaciones y límites difusos
    del consentimiento 158
    Violencia de género y sexual 169
    Fantasías, deseos y conductas. 182

TERCERA PARTE
Alternativas de representación y recursos de educación sexual

6. ¿Otro porno es posible? 197
    Alternativas al porno *mainstream* 197
    Plataformas digitales de porno alternativo . . . 203
7. Materiales que facilitan la educación sexual 219
    Libros 222
    Guías didácticas 231
    Recursos audiovisuales 235

EPÍLOGO 241
BIBLIOGRAFÍA 245

Prólogo

Abro el Instagram y aparecen varias publicaciones que alertan sobre el consumo de pornografía en jóvenes. Por WhatsApp me llega un mensaje que se ha viralizado: una madre, tras ver un documental sobre porno, comparte alarmada y con toda su buena intención algunos datos que ponen el cuerpo del revés. Enciendo la televisión y, en el *Telediario*, aparece la palabra «porno» en varias ocasiones. Hablo con mi hermana por teléfono y me dice que le cuesta dormir por una imagen que se le quedó grabada después de asistir a una charla sobre pornografía. Miro el mail y tengo varias propuestas de entidades que nos piden abordar la temática del acceso a la pornografía con jóvenes... En los últimos años se ha conseguido algo que era muy necesario: desterrar el tabú que pesaba sobre la importancia de reflexionar acerca del acceso de menores a la pornografía *mainstream*.

Curiosamente, esto no parece haber generado más formaciones sobre educación sexual integral, ni que se hayan hecho grandes campañas estatales sobre buenos tratos, ni que las familias y agentes socializadores tengan más herramientas para abordar la educación sexual de una manera eficiente y crítica.

— 9 —

Tampoco parece haber logrado que las personas jóvenes tengan más agencia, mayor autonomía corporal o un acceso fácil a información y recursos de calidad. En cambio, sí observo, en líneas generales, una mayor sensación de derrotismo, catastrofismo e incluso pánico entre las personas que acompañan a jóvenes. También noto cierta demonización y homogeneización a la hora de valorar el universo de las nuevas generaciones y sus formas de relacionarse. Todo ello deriva en una dificultad cada vez mayor para crear diálogos intergeneracionales, libres de adultocentrismo y de pánicos morales; unos diálogos que son necesarios para abordar las temáticas que nos preocupan y para evitar proyectar un futuro cercano totalmente distópico. Es peligroso no tener futuros esperanzadores que desear, ya que ese deseo es el motor que nos permite habitar y bienvivir los presentes.

Conocí a María Rodríguez (@rizomasexologia) hace ya unos cuantos años a través de una charla en la que profundizaba en el acceso a la pornografía por parte de personas jóvenes. Y subrayo «profundizaba» porque creo que es algo que se echa mucho de menos a la hora de abordar diferentes temáticas en esta era del *clickbait*, o de los titulares «todo a 100» (o «todo a euro» para que suene menos *boomer*), en la que, nos guste más o menos, estamos inmersas y parece ser lo que vende. María habla desde la academia: es sexóloga, doctora en Género y Diversidad, docente en diversas formaciones para profesionales y autora de numerosos materiales educativos sobre educación sexual y coeducación. Pero María también tiene «calle»: lleva diez años saltando de aula en aula y en contacto con un alumnado muy diverso, de primaria, secundaria, bachillerato, universidad... Y para saber desde qué prismas hay que enfocar esta temática tan compleja, se necesita de mucha investigación y reflexión teórica, pero también de mucha experiencia práctica.

A lo largo de esta obra, María Rodríguez te va a acompañar para que consigas «que los filtros estén en sus cabezas y no en sus dispositivos móviles» y para que puedas hablar abiertamente sobre cualquier tema, incluyendo la sexualidad y la pornografía. También te ayudará a evitar que la patata caliente explote y deje a una generación de jóvenes desamparada en el ámbito de la sexualidad. Para ello te invitará a conectar desde un enfoque sexológico, crítico y actualizado con tus menores de referencia, y, por qué no decirlo, con tu propia sexualidad. Además, si al leer «BBC», «facial», «MILF» o *«Gang-Bang»* piensas, respectivamente, en la BBC News, en un tratamiento facial, en algo relacionado con la leche (por *milk*, en inglés) o en una película del Oeste... este libro también te va a venir muy bien para actualizarte ☺.

No sé cómo fue tu educación sexual; porque, sí, la recibiste. Aunque consistiera en que te dijeran «caca» cuando te tocabas los genitales, cambiaran el canal de la televisión cuando aparecía una imagen cargada de erotismo, te dijeran que no podías hacer mayonesa cuando tenías la regla, o llegara a través de los programas codificados de Canal Plus por las noches o mediante la revista *Bravo*. No sé cómo fue la tuya, pero estoy segura de tres cosas:

- Puedes hacerlo mucho mejor.
- Tenemos que implicarnos desde todas las esferas y con urgencia en el acompañamiento a las nuevas generaciones.
- Este libro, sin duda, te ayudará.

Ansío que en un futuro no muy lejano podamos ver los frutos de «POR SÍ» educar y hablar con las nuevas generaciones de todos los temas que les afectan y preocupan, incluyendo la imprescindible área de la(s) sexualidad(es). Gracias, María, por poner tu granito de arena para que ello sea posible.

ISA DUQUE
@lapsicowoman

Introducción

Si tienes este libro entre tus manos, es probable que estés en el proceso de acompañar a una o varias personas menores en el camino de alcanzar la edad adulta de la mejor manera posible. Quizá seas un familiar, el profesorado u otro agente social, has asumido que esas personas menores de edad ven (o van a ver) pornografía y te preocupa el impacto que estos contenidos puedan tener en sus vidas. En primer lugar, quiero felicitarte por dar un paso crucial: aceptar que las personas adolescentes cercanas a ti están (o estarán) expuestas al porno en mayor o menor medida. Aunque no se puede generalizar ni asumir que todas van a consumir este tipo de representaciones, es importante entender que esto les afectará en algún momento, porque, al fin y al cabo, se van a relacionar con una mayoría que sí ve pornografía.

En la actualidad, el acceso a contenido pornográfico es extremadamente sencillo y generalizado, desde edades cada vez más tempranas. Los mecanismos de verificación de edad en los sitios web pornográficos son del todo ineficaces y ridículos, porque solo requieren contestar a la pregunta: «¿Eres mayor de dieciocho años?». Con tan solo clicar «Sí», puedes acceder de inmediato. Si pulsas en el «No», se te impide el acceso, pero siempre puedes volver a abrir la página y, esta vez, afirmar que sí eres mayor de edad. Una vez superada esta barrera mínima, se pueden visualizar un sinfín de contenidos pornográficos de forma gratuita, unos materiales que a menudo presentan una visión distorsionada y poco realista de las relaciones sexuales.

En 2020 el Gobierno de Nueva Zelanda, en colaboración con la agencia creativa Motion Sickness, lanzó una campaña de concienciación llamada *Keep It Real Online* para abordar diferentes temas relacionados con la seguridad online, incluyendo la exposición a contenido pornográfico por parte de menores. El vídeo de esa campaña comienza con un actor y una actriz porno que se presentan desnudos frente a una casa y llaman a la puerta para decirle a una madre atónita: «Hola, yo soy Sue y este es Derek. Hemos venido porque su hijo nos ve online. [...] Sí, usa su portátil, iPad, PlayStation, su móvil, tu móvil, el televisor... Por regla general, actuamos para adultos, pero su hijo no lo es. No debe de saber cómo funciona una relación real. No hemos hablado del consentimiento, solo nos damos caña de la buena. Y nunca actuamos como en la vida real». Entonces la madre se gira hacia su hijo, que espera boquiabierto detrás, y le dice: «Muy bien, ha llegado la hora de hablar sobre lo que ves en la red y las relaciones en la vida real. ¡Sin tapujos!».[1]

Este anuncio me parece brillante porque utiliza una situación inesperada y el humor para sugerir a las familias una buena manera de abordar el tema con sus hijos e hijas: desde el

---

1. Gobierno de Nueva Zelanda (2020), *Keep It Real Online* [Campaña publicitaria en colaboración con Motion Sickness], <https://www.youtube.com/watch?v=1pEKEL4Zw68>.

diálogo abierto y sin juzgar, fomentando la comprensión y ofreciendo herramientas para que aborden de una forma crítica los contenidos que consumen online. Aunque esta estrategia parece la más acertada para tratar el asunto de la pornografía, en nuestro contexto no es la más común. Normalmente, los medios de comunicación ponen el foco en los riesgos y peligros de que las personas jóvenes tengan acceso a la pornografía y en las graves consecuencias para su desarrollo emocional y sexual. Nos bombardean una y otra vez con titulares que generan una alarma social y que nos conectan con la preocupación y el miedo, pero, más allá de la prohibición, apenas se ofrecen medidas alternativas para solucionar el problema.

En 2024 el Gobierno español presentó dos medidas para limitar el acceso de personas menores de edad a la pornografía. La primera es el Proyecto de Ley para la Protección Integral de los Menores en Internet, una medida legislativa cuyo objetivo es establecer un marco que garantice los derechos de la infancia y adolescencia en el ámbito digital. Se centra sobre todo en proteger su privacidad, sus datos personales y el acceso a contenidos inadecuados para su edad. La segunda medida consiste en el desarrollo de una «cartera digital» para verificar la edad de las personas que intentan acceder a contenido pornográfico en internet. Este segundo proyecto, apodado popularmente como «paja-porte», se está elaborando en conjunto con la Agencia Española de Protección de Datos (AEPD) y la Fábrica Nacional de La Moneda y Timbre. Esta cartera, que obligaría a introducir el DNI para activarla, ha generado diferentes críticas relacionadas con la privacidad y la seguridad de los datos almacenados, el derecho al anonimato y el alcance limitado de su efectividad. Respecto a esto último, son muy pertinentes las dudas acerca de la eficacia real de esta aplicación, ya que solo funcionaría con plataformas pornográficas con sede en España, pero las más populares, sobre todo entre las personas jóvenes, tienen su sede en el extranjero.

La realidad es que la implementación efectiva de regulaciones para controlar el acceso a contenido pornográfico que están poniendo en marcha los diferentes gobiernos (recordemos que, desde 2022, existe a nivel europeo la Ley Europea de Servicios Digitales), enfrenta varios obstáculos prácticos. Los sistemas de verificación y filtrado presentan fallos y las personas usuarias pueden esquivarlos con facilidad utilizando herramientas como las redes privadas virtuales o VNP (por su nombre en inglés, *virtual private network*), que permiten cambiar la ubicación geográfica virtual y acceder a contenido restringido en determinadas regiones.

Dado el carácter global de la distribución de pornografía, se necesitaría un consenso legislativo y una coordinación a nivel mundial, lo cual es una tarea sumamente compleja, si no imposible. Además, se requeriría la cooperación tanto de los organismos reguladores como de las plataformas pornográficas digitales, que tienen sus propios intereses comerciales y no parecen estar dispuestas a implementar medidas que podrían afectar de forma negativa a sus ingresos. Asimismo, la protección de las personas menores debería partir de un enfoque mucho más integral, que combine las medidas tecnológicas con estrategias educativas y de concienciación.

A pequeña escala se observa una tendencia similar. Se recomienda a las familias utilizar aplicaciones de control parental para limitar el tiempo de sus hijos e hijas frente a las pantallas y filtrar los contenidos a los que pueden acceder a través de los diferentes dispositivos que utilizan. Y aunque estas herramientas son útiles para protegerles de ciertos riesgos que están presentes en el mundo digital, su efectividad tiene una duración limitada. Podemos preguntarnos: ¿Hasta qué edad vamos a revisar los dispositivos digitales de las personas adolescentes? ¿Hasta los dieciocho años? ¿A partir de entonces sabrán cómo gestionar todo esto sin dificultades por arte de magia? Es importante aclarar que no se cuestiona la utilidad de estas aplicaciones para proteger a la infancia en los entornos digitales, y es comprensible que las familias sientan tranquilidad al supervisar lo que consumen cuando están en línea. Sin embargo, se sugiere que estas herramientas se utilicen complementadas con una comunicación abierta y una educación mediática que promueva un uso responsable de estas tecnologías. El objetivo final debería ser que los filtros estén en sus cabezas y no en sus dispositivos móviles, de forma que puedan navegar de manera segura y responsable en el mundo digital a largo plazo.

Las medidas legales son necesarias, pero siempre van a ser insuficientes si no se complementan con una educación adecuada. Del mismo modo, las intervenciones educativas basadas en amenazas, castigos y prohibiciones porque sí, sin explicar las cosas, suelen ser ineficaces e incluso contraproducentes, ya que pueden estimular el consumo debido a la atracción hacia lo prohibido. Tratar la pornografía como un tema tabú solo logrará que las personas jóvenes la consuman en secreto, sin compartir sus experiencias o dudas. Las nuevas generaciones ya han creado estrategias propias para eludir los controles y restricciones que las redes sociales como TikTok o Instagram imponen sobre el contenido pornográfico. Por ejemplo, utilizan el término «nopor» («porno» con las sílabas invertidas) o el emoticono de la mazorca de maíz (en inglés, *corn*, para explicitar *porn*) para referirse a la pornografía sin activar automáticamente los filtros de contenido inapropiado que podrían restringir o bloquear sus publicaciones. Además, esta jerga se ha incorporado a su vocabulario cotidiano, permitiéndoles mantener conversaciones incomprensibles para las personas adultas que desconocen estas expresiones de internet.

Las preguntas que deberíamos hacernos son ¿Qué están percibiendo las personas adolescentes para que traten de ocultarnos lo que saben sobre este tema? ¿Por qué si la mayoría de ellas ha estado en contacto con el porno, solo un mínimo porcentaje lo cuenta en casa? Quizá no estemos transmitiendo el mensaje apropiado: que se puede hablar abiertamente sobre cualquier tema, incluyendo la sexualidad y la pornografía. Aunque los límites y las normas son esenciales para un desarrollo adecuado, porque proporcionan seguridad y protección, es fundamental explicar el propósito de estas reglas y buscar formas de establecerlas de manera consensuada. Si queremos disuadir a las personas jóvenes del consumo de pornografía, tendremos que explicarles con claridad las razones que hay detrás de esta recomendación.

El enfoque centrado en el miedo y la prohibición puede llevar a sentimientos de vergüenza y culpa por tener interés sobre el sexo, y esto ¡sí que es problemático! La curiosidad siempre es legítima y un elemento fundamental en el proceso de aprendizaje, ya que actúa como motor que impulsa a las personas a explorar, descubrir y comprender el mundo que las rodea. Por esta razón, no podemos seguir evadiendo nuestra responsabilidad y permitir que nuestra incapacidad para abordar el tema acabe derivando en la culpabilización de la infancia y la adolescencia por buscar respuestas sobre un asunto que les interesa y que es parte inherente de la experiencia humana. Es necesario admitir que tenemos una tarea pendiente con la educación sexual y reconocer nuestras limitaciones: que no sabemos cómo hacerlo, que tenemos miedo a equivocarnos, que nos da vergüenza y que no encontramos la forma de encarar la situación. Si queremos acompañar de una forma positiva, no podemos poner toda la responsabilidad en las personas menores. Es importante que hagamos autocrítica y revisemos nuestras actitudes, creencias y formas de acercarnos a este tema.

Necesitamos recordar que no siempre fuimos personas adultas y preguntarnos: ¿Cómo nos hubiese gustado que se abordase este tema en nuestra infancia y adolescencia? ¿Cómo nos hizo sentir la falta de comprensión por parte de nuestro entorno cercano? Quizá este sea el mejor punto de partida para iniciar una conversación que es necesaria. Para hacer las cosas mejor que como se hicieron en el pasado y promover relaciones basadas en el respeto y la empatía, el primer paso es fomentar el diálogo y mostrar comprensión hacia la infancia y la adolescencia.

Si el porno se ha convertido en una de las principales fuentes de información sexual, lo que tendremos que hacer es proporcionar alternativas más adecuadas y veraces. Si el imaginario sexual que representa el porno nos parece problemático, tendremos que ofrecer otros imaginarios y modelos sexuales que promuevan valores positivos como el respeto mutuo, la seguridad, el placer compartido, el consentimiento, la responsabilidad y la empatía en las relaciones sexuales. Es el momento de dejar de señalar hacia fuera y examinar cuál es nuestro papel en esta situación. Al afirmar que la educación sexual está en manos del porno, ¿no estamos admitiendo implícitamente nuestra propia negligencia a la hora de abordar este tema de manera efectiva? ¿No estamos reconociendo que nuestros programas de educación sexual actuales son ineficaces e incumplen su propósito? Es evidente que existe una necesidad urgente de revisar y mejorar nuestros enfoques para proporcionar una educación sexual que sea relevante, accesible y atractiva.

La solución tampoco pasa por culpar de todo al porno. El porno no está hecho para educar, sino para producir y, sobre todo, para rentabilizar fantasías sexuales. Por lo tanto, no es razonable exigirle ni rigurosidad científica, ni que se responsabilice de explicar una verdad sobre la sexualidad humana. Esta estrategia es bastante contraproducente porque, como dice Amia Srinivasan, para que el porno acabe definiendo qué es la sexualidad y configurándola a su antojo, ha de tener autoridad.[2] Por tanto, deberíamos preguntarnos: ¿Al señalar la pornografía con insistencia como productora de discursos sexuales sin proponer alternativas, no le estamos dando más poder del que tiene y, sobre todo, del que debería tener? ¿No estamos inadvertidamente aumentando su influencia? Incluso algunas actrices que trabajan en la industria pornográfica expresan su incomodidad con esta autoridad no solicitada. Por ejemplo, Stoya, en un artículo publicado en el *New York Times*, dice: «No quería la responsabilidad de moldear las mentes de los jóvenes. Y, sin embargo, gracias al sistema de educación sexual que no funciona en este país y al acceso omnipresente a la pornografía por parte de cualquiera que tenga una conexión a internet, tengo esa responsabilidad de todos modos. A veces me quita el sueño, pero trato de hacer lo que puedo. La pornografía no fue concebida como un programa de educación sexual».[3] Con esta última frase se refleja una paradoja preocupante: se le ha otorgado a la industria pornográfica un

2. Srinivasan, A. (2022), *El derecho al sexo. Feminismo en el siglo XXI*, Anagrama, p. 91.

3. Stoya (4 de marzo de 2018), «Can there be good porn?», *New York Times*.

papel para el que no está preparada y que genera una preocupación moral para algunas personas que participan en ella y son conscientes del impacto potencial de sus trabajos en la educación sexual, a pesar de que este nunca fue su objetivo. Si las personas jóvenes están utilizando contenido no educativo como fuente de aprendizaje sexual, es crucial capacitarlas para entender que la pornografía no tiene una función pedagógica. Es necesario que desarrollen habilidades para procesar críticamente lo que ven, discriminar todo aquello que no les hace sentirse bien y distinguir entre fantasía y realidad. Además, es fundamental enseñar que las relaciones y prácticas sexuales de la vida real tienen que estar basadas en una ética de los buenos tratos, que son esenciales para construir sociedades más justas y equitativas en las que todas las personas puedan desarrollarse con plenitud en un entorno respetuoso y seguro. La educación sexual es clave para proporcionar este conocimiento.

Lo que resulta de verdad preocupante y alarmante es que la infancia y la adolescencia se vean expuestas a la pornografía antes de tener experiencias románticas o sexuales reales, y sin haber recibido educación sexual previa que les proporcione un contexto adecuado y les sirva de referencia. Si tenemos claro que el porno puede generar confusiones y malestares a determinadas edades, deberíamos poder hablar de lo que se van a encontrar y dotarles de recursos para que cuando accedan a él lo puedan hacer de una forma crítica, comprendiendo lo que están viendo.

Imaginemos un escenario en el que la educación vial fuera tratada de manera similar a como se trata en la actualidad la educación sexual, porque este símil ayuda a entender la situación en la que nos encontramos. En este contexto hipotético nunca se hablaría sobre los códigos de tráfico, los significados

— 21 —

de las distintas señales o las normas para un uso responsable y seguro de las vías públicas. Además, la principal fuente de información sobre conducción serían medios de entretenimiento como las películas de acción (por ejemplo, *Fast and Furious. A todo Gas*) o los videojuegos (como *Grand Theft Auto*). ¿Aumentarían los comportamientos peligrosos y los riesgos al volante? ¿Sería seguro transitar por las calles? ¿Tendría sentido responsabilizar a estos productos de entretenimiento por el caos vial resultante? ¿Y a las personas que disfrutan de ellos? ¿Quién debería garantizar la seguridad en las carreteras? Es la falta de educación y de políticas públicas adecuadas la que nos puede llevar a situaciones de riesgo, ya sea hablando de seguridad vial o de sexualidad.

Si queremos proteger a la infancia y a la adolescencia debemos tener claro que lo peligroso es la ignorancia. Existe la falsa creencia de que hablar de sexualidad fomenta la actividad sexual, cuando se ha demostrado sistemáticamente lo contrario: tener información previa sobre la sexualidad, la salud sexual y los derechos asociados a ella, retrasa las prácticas y hace que cuando se produzcan lo hagan de una forma más segura y satisfactoria.[4] Las investigaciones sobre el impacto de la educación sexual en personas jóvenes demuestran sus efectos positivos como herramienta de empoderamiento, prevención y transformación social.[5]

---

4. Organización Mundial de la Salud (18 de mayo de 2023), «Educación sexual integral», OMS; Organización de las Naciones Unidas para la Educación, la Ciencia y la Cultura (16 de febrero de 2018), «Por qué es importante la educación integral en sexualidad», UNESCO.

5. Goldfarb, E. S., y L. D. Lieberman (2020), «Three decades of research: The case for comprehensive sex education», en *Journal of Adolescent Health*, 67(2), S18-S27.

Por un lado, la educación sexual favorece las relaciones saludables, mejora las habilidades sociales y emocionales y promueve la comprensión de los derechos humanos, la igualdad de género y la diversidad sexual. Además, fomenta las prácticas seguras, reduce los posibles riesgos relacionados con la sexualidad y previene las violencias y abusos sexuales. La educación sexual dota a la infancia y la adolescencia de conocimientos, habilidades y valores que ayudan a tomar decisiones pensadas y responsables sobre la propia vida sexual y a establecer relaciones basadas en la protección de los derechos sexuales y los buenos tratos. Por ello, es el momento de dejar atrás los miedos infundados y comprometernos de forma activa con una educación sexual que sirva como alternativa a la (des)información pornográfica.

Este libro está organizado en tres partes. La primera, «Pornografía, adolescencia y educación sexual», explora estos tres temas interconectados. Por un lado, se hace un recorrido por los diferentes cambios que ha experimentado la pornografía hasta la llegada de internet, analizando cómo el porno online ha transformado el modelo de negocio hasta convertirse en una industria global multimillonaria. También se examinan sus principales características y el tipo de imaginario sexual normativo que reproduce, lo que a lo largo del texto se denomina «pornografía *mainstream*». Por otro lado, se profundiza en las nociones de «adolescencia» y de «adultocentrismo», buscando perspectivas más respetuosas y horizontales para entender esta etapa del desarrollo humano, considerando las características específicas de las adolescencias actuales y los nuevos retos relacionados con la alfabetización digital y mediática. Asimismo, se estudia con detalle el consumo de pornografía que están teniendo las personas adolescentes, examinando las edades de inicio, vías de acceso, frecuencia, motivaciones y posibles efectos en su vida. Por último, se explica qué es la educación sexual, entendiéndola como un derecho fundamental de la infancia y adolescencia y como una responsabilidad comunitaria que las personas adultas deben asumir de manera urgente, ya que sigue siendo una tarea pendiente. Además, se proporcionan algunas pautas básicas para poder implementar la educación sexual desde un enfoque positivo que mejore la autoestima y la autonomía, fomente el placer y la comunicación y promueva la diversidad, la igualdad y el buen trato.

La segunda parte, «Abordar el porno desde la educación sexual», proporciona algunas orientaciones para dialogar con personas adolescentes sobre la pornografía y el impacto de esta en sus vidas personales. El propósito es examinar cómo influye la pornografía en sus expectativas sobre la sexualidad, fomentar una perspectiva crítica y ayudarles a tomar decisiones basadas en sus propios valores, en lugar de ceder a las presiones externas derivadas de estos contenidos. Asimismo, se enfoca en analizar el imaginario sexual problemático que presenta la pornografía *mainstream* y en ofrecer herramientas desde la educación sexual para contrarrestarlo. Se exploran varios aspectos como el guion sexual predominante en las narrativas pornográficas, las categorías a través de las cuales se organizan las prácticas, los roles de género desiguales y la fetichización de la diversidad que muestra, la simplificación de las relaciones y las ideas erróneas sobre el consentimiento que presenta o la violencia sexual que reproduce. También se examinan las diferencias entre fantasías, deseos y conductas, consideradas tres esferas distintas de la sexualidad, y cómo la pornografía puede influir en estas áreas, por lo que es importante distinguirlas con precisión para evitar malentendidos, expectativas irreales y problemas emocionales y relaciones.

La tercera y última parte del libro, «Alternativas de representación y recursos de educación sexual», explora, por un lado, la pornografía feminista y ética como una opción de representación sexual y de producción de contenidos alternativa a la pornografía *mainstream* y que proporciona una perspectiva más inclusiva y respetuosa. Se facilitan también productoras, canales y páginas webs en las que poder encontrarla. Por otro lado, el último capítulo ofrece diferentes materiales educativos (libros, guías didácticas y recursos audiovisuales) para facilitar la educación sexual, proporcionando así herramientas accesibles y apropiadas para distintas etapas del desarrollo.

Este libro trata de ofrecer una visión completa sobre la relación entre la pornografía, la adolescencia y la educación sexual, ofreciendo para ello herramientas prácticas que permitan abordar estas cuestiones de manera informada y constructiva, y promoviendo una sexualidad positiva y respetuosa. No pretende dar respuestas definitivas, sino más bien estimular un diálogo abierto y honesto sobre estos temas complejos. Así, se invita a quien lo tenga entre sus manos a transitarlo con la mente abierta y el compromiso de apoyar el bienestar sexual de las nuevas generaciones.

PRIMERA PARTE

PORNOGRAFÍA, ADOLESCENCIA Y EDUCACIÓN SEXUAL

1

Pornografía

DEL MUSEO SECRETO A LAS PANTALLAS: UNA BREVE HISTORIA DE LA PORNOGRAFÍA

Definir qué es la pornografía no es una tarea fácil porque supone rastrear una serie de debates jurídicos, filosóficos, sociológicos o estéticos, tras los cuales no parece haber un consenso claro.[6] El problema reside en que lo que se considera pornográfico es variable y va a depender sobre todo del contexto histórico, cultural, social, legal y tecnológico de cada época. En la actualidad, los criterios generales que se utilizan para definir una imagen como pornográfica son dos: que incluya la representación de actividades sexuales explícitas o genitales y que su intención sea la de provocar excitación sexual en una audiencia masiva o amplia. Este objetivo diferen-

---

6. Arcand, B. (1997), *El jaguar y el oso hormiguero: Antropología de la pornografía*, Anagrama; Ogien, R. (2005), *Pensar la pornografía*, Paidós Ibérica; McKee, A., P. Byron, K. Litsou y R. Ingham (2020), «An interdisciplinary definition of pornography: Results from a global Delphi panel», en *Archives of Sexual Behavior*, 49(3), 1085-1091.

— 29 —

cia a la pornografía de otras formas de expresión artística, literaria, informativa o educativa que también pueden contener imágenes sexuales, pero que no buscan provocar esta respuesta sexual directa. Al mismo tiempo, dicho objetivo también la distingue de otros tipos de contenido sexual como los *nudes* o imágenes íntimas compartidas en contextos privados, con una persona específica o un grupo reducido. La clasificación de contenido como «pornográfico» está ligada al régimen de visibilidad de cada época y sociedad: de lo que se permite mostrar públicamente, de lo que se considera parte del ámbito privado, y del público o las normas sociales sobre la exposición del cuerpo y la sexualidad. Este régimen determina qué se percibe como sexualmente explícito o excitante en un contexto dado. De este modo, lo que se considera pornográfico en un país puede no serlo en otro, o lo que hace un siglo se entendía por pornografía, poco tiene que ver con lo que hoy en día llamamos «porno».

El término «pornografía» es un neologismo que proviene del griego *pórnē* ('prostituta') y *gráphō* ('escribir') y que surge en el siglo XIX para catalogar una serie de imágenes sexuales que generan controversia respecto a las normas sociales de la época. De esta forma, aunque las representaciones sexuales han existido a lo largo de la historia, la noción de pornografía es una invención moderna. Todo empezó cuando, en 1748, se encontraron los restos arqueológicos de la ciudad romana de Pompeya, sepultada siglos antes por la erupción del volcán Vesubio. Durante las excavaciones aparecieron diferentes frescos y objetos (vasijas, amuletos o pequeñas esculturas) con representaciones explícitas de órganos y prácticas sexuales que fascinaron y asustaron a los arqueólogos y dirigentes de la época a partes iguales. Por un lado, querían estudiarlas y clasificarlas de forma sistemática, y para ello las definieron como

— 30 —

«pornografía». Por otro, no las interpretaron con su función original, sino como algo que violentaba las normas sociales y actitudes morales de la época, concluyendo que debían ser controladas y ocultadas al resto de la población. Para ello, en 1821, se creó en Nápoles el Gabinete Secreto, también conocido como el Museo Secreto, un espacio para albergar todas estas piezas y al que solo podían acceder los hombres de clase social alta.[7] Este movimiento da cuenta de cómo la noción de pornografía funciona desde sus orígenes como una estrategia para establecer unos límites respecto a lo que puede ser visible y público y que, además, opera mediante una segregación de la mirada en términos de género, clase y edad.[8] Pero, además, pone en evidencia que lo que define e inventa la pornografía es la censura: lo que se prohíbe mostrar va a marcar el porno de cada época, buscando formas de eludir estos límites.[9]

Durante el siglo XIX, los avances tecnológicos en la reproducción de imágenes, en especial la fotografía y luego el cine, permitieron que el material sexual visual llegara a un público mucho más amplio. Esto provocó una reacción por parte de las autoridades, que implementaron medidas legales para restringir y controlar su difusión. Para justificar estas regulaciones se construyó un discurso que definía dichas imágenes como

---

7. Kendrick, W. (1995), *El museo secreto: La pornografía en la cultura moderna*, Tercer Mundo. Con el tiempo, el acceso a estas colecciones se ha democratizado y, en la actualidad, forman parte de las exhibiciones regulares del Museo Arqueológico Nacional de Nápoles.

8. Preciado, P. B. (2008), «Museo, basura urbana y pornografía», en *Zehar: revista de Arteleku-ko aldizkaria*, (64), 38-67.

9. Despentes, V. (2007), *Teoría King Kong*, Melusina, p. 79.

— 31 —

peligrosas, inmorales u «obscenas», término este último que significa literalmente «fuera de escena», aludiendo a aquello que debe permanecer oculto y no ser exhibido en público. Así, la mayor accesibilidad a representaciones sexuales explícitas llevó de forma paradójica a un aumento de los esfuerzos por censurarlas y limitarlas, basándose en argumentos morales y de protección social. Desde ese momento, los diferentes diccionarios que incluían la palabra «pornografía» acabaron por reducir su significado a «la producción de obscenidades» o a «aquello que perturba el orden social y viola las buenas costumbres».[10]

Esta valoración social conllevó diferentes restricciones legales y, como consecuencia de ello, la pornografía se distribuyó de forma clandestina, pasando a circular de un modo encubierto y selectivo, sobre todo en dos ámbitos: clubs privados exclusivos para hombres ricos o círculos aristocráticos. En el contexto español, el rey Alfonso XIII destaca como un gran promotor del cine pornográfico. Entre 1915 y 1925 encargó la producción de diferentes películas, llegando a habilitar una sala en el Palacio Real para proyectarlas.[11] Esta actividad del monarca español ejemplifica cómo, a pesar de las restricciones, la pornografía seguía siendo consumida entre las clases altas de la época.

La pornografía comienza a salir de la clandestinidad a me-

10. Hunt, L. (1996), *The invention of pornography, 1500-1800: Obscenity and the origins of modernity*, Zone Books, p. 30.

11. Actualmente se conservan tres: *El confesor, Consultorio de señoras* y *El ministro*. Se encontraron en los años noventa del siglo XX en un convento valenciano y la Generalitat restauró las cintas, que hoy se guardan en su Filmoteca. Después, los filmes se han editado en vídeo y pueden verse en el Museo de la Erótica de Barcelona.

diados del siglo XX, con la aparición de los medios de comunicación de masas, que facilitan su difusión. Un hito importante en este proceso fue la publicación de la revista *Playboy* en 1953, que marcó el inicio de la comercialización masiva de imágenes sexualmente explícitas, transformando así el porno en un producto más accesible. Además, la progresiva permisividad del cine comercial que aprobaba los desnudos y algunos actos sexuales simulados en países como Estados Unidos o Francia, y, sobre todo, el cine contracultural de los años sesenta, contribuyeron a la tolerancia del cine pornográfico.[12] La revolución sexual de los años sesenta y setenta desempeñó un papel importante en la normalización de la pornografía y en su integración en la cultura popular. Este movimiento social y cultural promovió una visión más abierta de la sexualidad, desafiando así las normas tradicionales y abogando por la libertad sexual, la igualdad de género y la eliminación de tabúes sexuales. En este contexto se empezaron a proyectar películas pornográficas en las salas de cine comerciales y películas como *Behind the Green Door* (Artie Mitchell y Jim Mitchell, 1972), *Deep Throat* (Gerard Damiano, 1972) o *The Devil in Miss Jones* (Gerard Damiano, 1973) fueron vistas por millones de personas, transformándose en grandes éxitos internacionales. En este periodo, que es conocido como «la edad de oro del porno», la pornografía se convirtió en un fenómeno cultural masivo y alcanzó una gran aceptación pública. Sus producciones eran entendidas como una forma de rebeldía y acción política, porque ponían en cuestión las convenciones sociales, las costumbres sexuales y las formas de comportamiento que habían sido hegemónicas hasta aquel

---

12. Gubern, R. (2005), *La imagen pornográfica y otras perversiones ópticas*, Anagrama, p. 11.

momento y que ligaban la sexualidad con la procreación, el matrimonio o el amor romántico.[13] Lo pornográfico se ofrecía como un producto subversivo y provocador que visibilizaba todas aquellas prácticas que eran censuradas en el cine convencional: los genitales, la penetración, el sexo oral, el placer femenino o las fantasías sexuales de todo tipo, incluidas las relaciones interraciales que habían sido consideradas inconstitucionales hasta poco tiempo antes.

Mientras la pornografía se popularizaba, también surgieron diferentes argumentos, por parte de dos grupos sociales bien distintos, para tratar de prohibirla. Por un lado, los sectores conservadores la presentaban como un producto inmoral, que promovía los comportamientos sexuales desviados y que ponía en riesgo los valores familiares y la decencia pública. También sugerían que podía contribuir a un aumento de la delincuencia sexual y de la violencia contra las mujeres. En este argumento, coincidían con un sector del feminismo que estaba realizando una fuerte crítica a la revolución sexual, entendiéndola como una trampa que no cuestionaba las estructuras de poder patriarcales y que perpetuaba la dominación masculina sobre las mujeres.[14] Para este grupo, la pornografía convertía el cuerpo femenino en un objeto de consumo para los hombres, contribuyendo así a su deshumanización y fo-

---

13. El documental *Inside Deep Throat* (2005), dirigido por Fenton Bailey y Randy Barbato, recoge testimonios de personas que participaron en esta temprana industria porno, como directores, productores, actores y actrices. En él se explica que la pornografía era entendida como un producto contracultural que trataba de desafiar las normas sociales y morales de Estados Unidos en los años setenta.

14. Firestone, S. (1976), *La dialéctica del sexo. En defensa de la revolución feminista*, Kairós; Greer, G. (2024), *La mujer eunuco*, Kairós; Millet, K. (1995), *Política sexual*, Cátedra.

mentando las actitudes de dominación y violencia sexual hacia las mujeres.[15] Aunque ambos grupos partían de perspectivas diferentes, coincidían en que la pornografía tenía efectos negativos sobre las mujeres y la sociedad, y buscaban restringir su producción y distribución.

Durante los años setenta y ochenta, los debates feministas sobre la pornografía fueron intensos y polarizados, y fragmentaron al movimiento hasta el punto de que, en Estados Unidos, se conocieron como «las guerras del sexo» o las «guerras del porno». Las posturas se dividieron principalmente en dos corrientes: las feministas antipornografía, las cuales sostenían que la pornografía fomentaba la violencia y la subordinación de las mujeres, y las feministas prosexo, quienes consideraban que, si bien la industria del porno no era ninguna utopía feminista, la pornografía, como sistema de representación, podía ser una forma válida de expresión y exploración sexual. Para este grupo, si el porno se producía y consumía de una forma ética, podía contribuir al placer sexual de las mujeres, a su autonomía y a su empoderamiento sexual.[16] Es importante rescatar los orígenes de este debate porque las dos perspectivas expuestas continúan siendo fundamentales en las discusiones feministas actuales sobre la representación de la sexualidad.

A pesar de estas controversias y algunos intentos de cen-

---

15. Dentro de este movimiento destacan figuras como la de la abogada Catharine MacKinnon, la escritora Andrea Dworkin o el grupo activista Women Against Pornography (WAP), que se traduce al castellano como «Mujeres contra la pornografía».

16. Para profundizar en estos debates, véase Osborne, R. (1993), *La construcción sexual de la realidad*, Cátedra; o Prada, N. (2010), «¿Qué decimos las feministas sobre la pornografía? Los orígenes de un debate», *La manzana de la discordia*, 5(1), 7-26.

sura y regulación, el consumo de pornografía continuó creciendo, lo que demuestra que los esfuerzos por prohibirla tuvieron un impacto limitado. El control gubernamental cada vez se hizo más difícil con una industria en auge, en plena expansión del sistema capitalista, y una sociedad que cada vez estaba más abierta a las representaciones sexuales y que cuestionaba las actitudes heredadas sobre el sexo y la moralidad. Lo que sí se consiguió fue etiquetar este tipo de contenidos audiovisuales, con el fin de estigmatizarlos, clasificándolos «X». Esta marca implicaba que dichas representaciones no podían ser expuestas en salas comerciales convencionales y que su acceso quedaba limitado a personas mayores de dieciocho años. Además, estas películas no podían beneficiarse de ningún tipo de ayuda o financiación estatal para producción, distribución, exhibición y promoción de obras audiovisuales. Estas medidas afectaron significativamente a la forma de hacer pornografía, porque mientras el número de películas aumentaba, descendían los presupuestos destinados a cada una de ellas. Esto limitó el carácter transgresor con el que nacieron las producciones anteriores e iba a suponer a partir de entonces un deterioro en la calidad del contenido.

En los años ochenta, con la instauración del neoliberalismo como sistema económico, se consolidó una industria con grandes productoras pornográficas cuyo principal objetivo era ganar dinero. Además, se produjo un avance tecnológico importante: la transición del cine al vídeo doméstico. Con la aparición de las cintas de vídeo, la pornografía se trasladó de las salas de cine al interior de los hogares, lo que permitió un acceso más privado e íntimo y, por tanto, más masivo. Además, al reducirse los costes de la producción y la distribución, la industria consiguió expandirse más rápidamente. En ese momento también se iban a producir grandes cambios en términos de representación. Hasta entonces, las películas se construían a partir de una historia, con un argumento, en la que se introducían escenas sexuales explícitas, ofreciendo una experiencia más cinematográfica. Sin embargo, a partir de este periodo, los componentes narrativos empezaron a desaparecer, se recortaron los cuerpos, los diálogos se ceñían en exclusiva a demostrar excitación o placer y las imágenes se construían a través de esquemas más cerrados y repetitivos. Se produjo así una estandarización del género, de la cual la pornografía actual es heredera. Los contenidos, además, se iban a diversificar para cubrir una amplia gama de fetiches y preferencias sexuales, con el objetivo de multiplicar la cuota de mercado.

En los años noventa se consolidó este modelo, generándose más y más subgéneros y normalizándose prácticas sexuales que con anterioridad podrían haber sido consideradas tabúes. Las nuevas cámaras, cada vez más pequeñas, permitían nuevos planos con los que mostrar de una forma más explícita los actos sexuales, y se popularizó el género *gonzo*, que se caracteriza por su enfoque directo, centrado solo en la acción sexual. El cambió del VHS al DVD y a la televisión de pago, también permitió ofrecer una mejor calidad de imagen y sonido y facilitó un acceso aún más amplio y privado. Así, la pornografía pasó a formar parte de la cultura popular y algunas actrices y actores se convirtieron en figuras reconocidas más allá de la industria porno al aparecer en programas de televisión o eventos públicos, lo que ayudó a alcanzar audiencias cada vez más diversas. A medida que la sociedad se volvía más abierta respecto a las cuestiones sexuales, la pornografía comenzó a ser vista como una forma aceptable de entretenimiento para adultos y se normalizó su uso en la vida cotidiana.

La década de los noventa también trajo consigo una revolución tecnológica que iba a transformar la industria pornográfica de manera definitiva: la llegada de internet a los hogares. Este fenómeno amplificó en sumo grado la visibilidad e influencia de dicha industria. Como bien sabemos hoy, internet iba a revolucionar la manera en la que se accedía a la información y al entretenimiento, y la industria pornográfica fue una de las primeras en darse cuenta de este cambio de paradigma. Rápidamente, se crearon sitios web dedicados a la distribución de pornografía, permitiendo así a las productoras ofrecer sus contenidos de una forma directa y sin intermediarios, además de reducir costes y aumentar beneficios. Esta nueva plataforma ofrecía ventajas sin precedentes. Por un lado, un acceso rápido y sencillo y mayor nivel de anonimato. Por otro, la reducción de presupuestos tanto en la producción como en la distribución. Estos factores impulsaron todavía más su popularidad. Además, este protoconsumo de porno en internet iba a impulsar la demanda de conexiones más rápidas y mejores tecnologías web, como la compresión de archivos de vídeo o los sistemas de pago fáciles de usar, de las que luego se beneficiarían otros sectores de la economía digital.[17] De este modo, la aparición de internet transformó radicalmente la forma de producir, distribuir y consumir la pornografía, alterando también el papel que desempeñaba en la sociedad y su influencia en la percepción de la sexualidad. Asimismo, modificó por completo el modelo de negocio hasta convertirla en una industria global multimillonaria.

17. Harford, T. (8 de junio de 2019), «¿Hasta qué punto la pornografía todavía domina internet?», *BBC News Mundo*; Notario, E. (21 de marzo de 2013), «Lo que internet le debe al porno», *elDiario.es*.

LA NUEVA PORNOGRAFÍA ONLINE

En el siglo XXI la pornografía online se ha convertido en un producto masivo y global y la industria pornográfica, en una de las más rentables a nivel mundial. En el ranking de las industrias que más dinero generaron en 2023 aparece en quinto lugar, superando a sectores como el de las bebidas alcohólicas, los casinos y las apuestas, el petróleo o las farmacéuticas.[18] Internet se ha consolidado como el principal canal de distribución y consumo, desplazando casi por completo a los formatos físicos anteriores. Las estadísticas son reveladoras: el 25 por ciento de las búsquedas en Google y el 35 por ciento de las descargas online son sobre porno, siendo páginas pornográficas el 12 por ciento de las webs de internet.[19] Además, es importante destacar que la exposición a este material no se limita a búsquedas intencionales, ya que cualquier sitio web puede contenerlo en forma de banners, publicidad intrusiva o enlaces engañosos. De esta forma, una de las principales características de la pornografía actual es su accesibilidad, ya que está disponible las 24 horas del día con tan solo hacer un clic. La forma de visualizarla también ha cambiado de manera significativa con la aparición de los smartphones o teléfonos inteligentes, que ofrecen una mayor privacidad y portabilidad, posibilitando consumirla en casi cualquier lugar y momento. Ya no es necesario esperar a tener un momento de privacidad o a que el ordenador familiar esté disponible, pues ahora la pantalla está al alcance de la mano en todo momento.

18. Chamizo, H. (31 de enero de 2023), «TOP 11 ranking industrias que más dinero mueven en el mundo y cómo invertir en ellas», *Rankia*.

19. Valero, A. (2022), *La libertad de la pornografía*, Athenaica Ediciones, p. 40.

En la actualidad, los smartphones son el medio preferido para acceder a porno. Durante la pandemia del covid-19, por ejemplo, se observó que el 80 por ciento del tráfico total en sitios web pornográficos provenía de dispositivos móviles.[20]

Otro rasgo distintivo de la nueva pornografía online es la posibilidad de consumir gran parte de sus contenidos de forma gratuita. A mediados de la primera década del siglo XXI, surgieron los *tubes* de pornografía, que son plataformas de vídeo online que funcionan como una red social «al estilo Youtube»[21] y que permiten ver y compartir porno sin pagar por ello. Esto ha cambiado profundamente el modelo de negocio anterior a la existencia de internet, porque las empresas de pornografía ya no dependen de la venta directa de contenidos, sino que sus ingresos se generan a través de la publicidad, las suscripciones premium y la recopilación y venta de datos de las personas usuarias. Estos *tubes* son problemáticos porque fomentan la piratería online, distribuyendo ilegalmente contenidos sin el consentimiento de las personas que los crean y aparecen en ellos. Como se explica en el documental *Pornocracy: las nuevas multinacionales del sexo*, la instauración del capitalismo salvaje en el negocio de la pornografía ha tenido graves consecuencias para las personas que trabajan en la industria pornográfica y ha contribuido a su precarización laboral, sobre todo de las actrices, quienes enfrentan una mayor precariedad y a las que se les exige realizar prácticas cada vez

---

20. Yubero, B. (21 de noviembre de 2021), «El consumo de pornografía, una de las industrias más rentables, se dispara en España», *El Plural*.

21. Thurman, N., y F. Obster (2021), «The regulation of internet pornography: What a survey of under-18s tells us about the necessity for and potential efficacy of emerging legislative approaches», *Policy & Internet*, 13(3), 415-432.

más extremas en un contexto de ausencia de derechos laborales.[22] Asimismo, permitir subir contenidos sin verificar ha dado lugar a diferentes formas de violencia sexual digital. En 2020, Pornhub, la plataforma más conocida a nivel mundial, fue denunciada por albergar vídeos de abuso sexual a menores, grabaciones no consensuadas y otros contenidos ilegales, lo que provocó que se tuvieran que retirar más de diez millones de vídeos para evitar posibles demandas.[23] Este funcionamiento de la industria nos tiene que hacer reflexionar sobre la ética en la producción de material pornográfico y también sobre la responsabilidad que tenemos al consumir este tipo de contenidos cuya procedencia desconocemos.

Los *tubes* pornográficos más populares en España son Pornhub y Xvídeos. El primero pertenece a la multinacional tecnológica canadiense Aylo (hasta 2023 conocida como Mind Geek) que ha consolidado su control sobre la industria al poseer varios de los principales sitios web y productoras de contenido porno más populares.[24] En 2024 Pornhub ha recibido unos 5,39 mil millones de visitas mensuales, lo que lo posiciona entre los sitios más populares a nivel global. En el ranking de las webs más visitadas del mundo, ocupa el séptimo lugar. Por delante solo están Google, YouTube, Facebook, Wikipedia, Instagram y Reddit. Por detrás, aparecen plataformas tan

---

22. Ovidie (directora) (2017), *Pornocracy: Las nuevas multinacionales del sexo* [Documental], Magnolia Films.

23. Para profundizar más sobre las diferentes controversias asociadas a este sitio web puedes ver el documental *Hasta el fondo: La historia de Pornhub* (2023), dirigido por Suzanne Hillinger y producido por Netflix. En él se recogen diferentes testimonios en los que se acusa a la plataforma de albergar contenido no consensuado y cómo afecta a las personas implicadas.

24. Además de Pornhub, entre los *tubes* destacan YouPorn y RedTube, y entre las productoras, Brazzers y Digital Playground.

conocidas como WhatsApp, X (antes Twitter), Amazon o TikTok. Por otro lado, Xvídeos, pertenece a una gran empresa checa, WGCZ Holding, y ocupa el puesto número 11 de esta lista, con 3,62 mil millones de visitas al mes.[25] El volumen de visitas de estas dos plataformas, aunque hay que tener en cuenta que existen muchísimas más, refleja la demanda sostenida y creciente de pornografía y confirma definitivamente su estatus como producto de masas globalizado.

Otra de las características de la pornografía actual es que ofrece un contenido variado e ilimitado, ya que las filmaciones no se sustituyen, sino que se acumulan cada vez más.[26] Los contenidos que se muestran son muy diversos y existe una amplia variedad de géneros que incluyen todo tipo de prácticas eróticas y preferencias sexuales. Todo está organizado por categorías que permiten a la audiencia buscar aquello que desea consumir. Además, la pornografía actual integra tecnologías avanzadas que emplean algoritmos para personalizar las sugerencias de contenido con el fin de mejorar las experiencias de la audiencia. Esta personalización permite adaptar el material a los gustos individuales, aumentando la satisfacción y el compromiso con las plataformas. La oferta contiene desde filmaciones creadas por grandes productoras, hasta vídeos *amateur* grabados con apenas presupuesto y de una forma más casera. Además, incluye prácticas que van desde lo convencional hasta aquellas que implican riesgos significativos o incluso actividades ilegales.[27] Este escenario de

25. Semrush (13 de septiembre de 2024), Sitios web más visitados en el mundo, *Semrush*.

26. Ballester, L., y C. Orte (2019), *Nueva pornografía y cambios en las relaciones interpersonales*, Octaedro, p. 12.

27. *Ibid.*, p. 13.

consumo pornográfico plantea desafíos significativos para la sociedad, por lo que requiere un enfoque equilibrado entre la libertad de expresión y la protección contra contenidos potencialmente perjudiciales o abusivos, que busque soluciones a las preocupaciones éticas sin caer en la censura indiscriminada. Por último, es importante señalar que la pornografía actual, a pesar de ser infinita y variada, paradójicamente también limita las experiencias sexuales al promover un conjunto acotado de normas. El monopolio que ostentan las grandes empresas digitales en la producción y distribución de contenido supone una gran barrera para productoras más pequeñas que quieren hacer las cosas de otra forma, tanto en términos de representación como en la ética de los procesos de creación. Así, en la actualidad, existe una estandarización en el tipo de imaginario sexual que se ofrece, lo que se denomina pornografía *mainstream*. Esta se caracteriza por presentar unos guiones sexuales específicos y unos comportamientos y roles normativos que pueden limitar la manera en la que se entiende la sexualidad y distorsionar las expectativas sobre el desempeño sexual, el atractivo físico o las dinámicas de poder en las relaciones.

PORNOGRAFÍA *MAINSTREAM* Y MODELO SEXUAL HEGEMÓNICO

El término *mainstream* proviene del inglés y suele traducirse como «corriente principal» o «tendencia dominante». Se refiere a aquello que es ampliamente aceptado, popular o convencional en un determinado ámbito. En el caso de la pornografía se utiliza para referirse a los contenidos que producen las grandes empresas de porno, en este contexto digital de los *tubes*, y que se consume de forma mayoritaria y masiva. Este tipo de pornografía presenta un modelo sexual muy concreto en términos de representación, que solo vamos a esbozar ahora, porque profundizaremos más en él y lo analizaremos con mayor detalle en el capítulo 5.

En primer lugar, la pornografía *mainstream* se caracteriza por presentar personajes superficiales, carentes de profundidad psicológica, y por la pobre calidad formal de sus guiones y argumentos.[28] Además, simplifica los procesos de seducción, los diálogos y las demandas expresadas durante cualquier encuentro sexual, reduciendo así las relaciones de los personajes a las diferentes prácticas que realizan y omitiendo toda la parte comunicativa, afectiva y emocional. Por otro lado, a través del encuadre de cámara, produce una fragmentación absoluta del cuerpo, simplificando y acotando la sexualidad a los genitales. En este sentido, a pesar de mostrar prácticas muy variadas, las historias suelen reproducir un modelo sexual genital, coitocéntrico y finalista, es decir, centrado en el orgasmo. La mayoría de las representaciones reproducen un esquema narrativo concreto. El inicio suele consistir en la presentación superficial de los personajes, quienes de inmediato inician diferentes tocamientos, sexo oral o masturbaciones conjuntas, para pasar rápidamente a la penetración (pene-vagina/pene-ano), que se convierte en la parte con más peso de la narración. El desenlace suele corresponder con la eyaculación masculina, en general fuera del cuerpo, en pechos, cara o boca de la actriz. Durante la acción, se muestran diferentes posturas, muchas veces acrobáticas, que dependen

---

28. Acosta de Arriba, R. (2011), «Del fauno al *sexting*. Un largo, promiscuo y húmedo viaje», en *Sexología y sociedad*, 45, 26-33.

más de las necesidades de hacer visible la penetración frente a la cámara que del propio placer o necesidades sexuales de las personas que participan en la escena.[29] De esta forma, normaliza la idea de que el sexo tiene que ver principalmente con la penetración, ignorando otras formas de intimidad y placer. Asimismo, la pornografía *mainstream* se distingue por la falta de uso de protección visible durante los encuentros sexuales. Es poco frecuente observar a los actores y actrices utilizando métodos para evitar embarazos no deseados e infecciones de transmisión sexual (ITS), como preservativos, barreras de látex o guantes. De esta forma, aunque la industria tenga sus propios controles y protocolos de seguridad, como el uso de métodos anticonceptivos o las pruebas regulares de ITS, estos no se muestran en pantalla, lo que puede normalizar conductas de riesgo. Además, la no apreciación del porno como ficción también puede conllevar otras prácticas de riesgo como lesiones genitales, dolor o contusiones.

Además, los roles que representan actores y actrices se basan en estereotipos de género. Por un lado, los hombres aparecen como sujetos activos, deseantes, dominantes, quienes deben llevar la iniciativa y dirigir la situación, mostrando muchas veces formas violentas de practicar sexo. Su valor está en su pene, en su tamaño, en la calidad de sus erecciones y en el tiempo que tardan en eyacular. En contraposición, las mujeres suelen aparecer como sujetos más pasivos y sumisos, cuya principal función es estar al servicio del deseo y el placer masculinos. Parecen estar ahí para complacer y satisfacer y, en ocasiones, se ejercen sobre ellas diferentes formas de violencia.

La idea de consentimiento también es problemática en las

---

29. Gubern, R. (2005), *op. cit.*, p. 19.

narraciones pornográficas *mainstream*. Los personajes que aparecen en escena muestran una disponibilidad absoluta: siempre quieren sexo, da igual el momento, el lugar o la persona con la que compartirlo. De esta forma, se simplifican los procesos comunicativos que requiere todo encuentro sexual y se invisibilizan los diferentes pactos y consensos que deben ser gestionados. Además, cuando algún personaje —normalmente, mujeres— muestra alguna negativa ante una práctica sexual, se insiste hasta que se acaba excitando y gozando de la actividad. Esto puede transmitir el mensaje de que los noes, en realidad son síes, y que el papel de los hombres deber ser el de persuadir y convencer, sin importar la presión a la que someten a sus acompañantes sexuales. Asimismo, presenta escenas en las que es imposible el consentimiento previo: sexo con mujeres muy borrachas y drogadas, dormidas o inconscientes, quienes por no estar en un estado lúcido son incapaces de expresar un consentimiento voluntario y activo. De esta forma, se acaban reproduciendo un conjunto de mensajes que favorecen la cultura de la violación, es decir, un entorno social en el que la violencia sexual es normalizada y trivializada.

Conjuntamente con esta mirada machista sobre la sexualidad, el porno *mainstream* reproduce un imaginario racista, etnocéntrico y colonial. Las personas no blancas son representadas a partir de categorías que refuerzan prejuicios y estereotipos raciales y dinámicas de poder y subordinación basadas en el supremacismo blanco. De la misma forma, el porno *mainstream* promueve un modelo sexual heteronormativo, donde la heterosexualidad es entendida como la norma y las personas LGTBIQA+ son presentadas de manera superficial y estereotipada, más como objetos de deseo para la mirada masculina, que como personas con personalidades y formas diversas de vivir la sexualidad. En este sentido, la diversidad que se muestra está al servicio de la mirada masculina, blanca y heterosexual que representa al resto de los individuos para su propio placer y disfrute.

Retomando todos los puntos anteriores, la pornografía *mainstream* presenta un modelo sexual genital, coitocéntrico y centrado en el orgasmo, en el que no se tienen en cuenta los riesgos y los cuidados sexuales y en el que se reproducen dinámicas de poder machistas, racistas y heteronormativas que se traducen en distintas formas de violencia y discriminación. En este sentido, el porno no ha inventado nada, lo que hace es reproducir el modelo social imperante, al mismo tiempo que contribuye a su normalización y perpetuación. Por ello, va a ser importante que examinemos de qué otras formas seguimos fomentando estos patrones dañinos en diferentes ámbitos de la sociedad y ofrecer alternativas que los contrarresten y que promuevan una sexualidad más satisfactoria, respetuosa e inclusiva.

2

Pornografía y adolescencia

LA ADOLESCENCIA Y LA MIRADA ADULTA

La adolescencia es un periodo de transición entre la infancia y la adultez que se caracteriza por una serie de cambios corporales, psicológicos, sociales y sexuales. La Organización Mundial de la Salud (OMS) la sitúa entre los diez y los diecinueve años, aunque es importante tener en cuenta que estos cambios suceden en cada persona de manera distinta. Se caracteriza por ser un momento en el que las personas experimentan un rápido crecimiento físico y, por tanto, una mayor preocupación por el cuerpo y sus cambios. Es una etapa en la que se busca concretar una identidad propia, y que esta sea reconocida, y definir los valores que se desean adoptar, lo que en ocasiones lleva a cuestionar y desafiar normas y expectativas impuestas por la familia, la escuela o la sociedad. La adolescencia también es un periodo en el que se desarrolla una mayor capacidad crítica y se adquieren más capacidades para elaborar opiniones propias. Se quiere tener voz y que sea escuchada. Se busca más autonomía e independencia y se asumen más responsabilidades; por ejemplo, en los estudios y en casa, o respecto a los cuidados de otras personas. La familia deja de ser el principal lugar de referencia, para generar un fuerte vínculo con el grupo de iguales. Esto hace que la presión de grupo y la necesidad de formar parte del mismo sean más intensas y que, por otro lado, se produzcan relaciones ambivalentes con la familia: de independencia/dependencia, afecto/rechazo, encuentro/desencuentro o necesidad de límites/transgresión de normas. A su vez, es un momento en el que suele aumentar el interés por cuestiones afectivas, sexuales y amorosas, así como por experimentar nuevas sensaciones y relaciones. En este periodo, las personas tratan de comprender, con un mayor desarrollo cognitivo, el mundo que las rodea y afecta, y esta necesidad de conocer(se) promueve la curiosidad y la exploración.

Si observamos las cualidades inherentes a la adolescencia, podemos apreciar que son muy positivas: curiosidad, actitud exploratoria, desarrollo del pensamiento crítico, transgresión de la norma o búsqueda de una identidad propia y genuina. Entonces ¿por qué tiene tan mala fama esta etapa crucial para el desarrollo personal y social de las personas? ¿Por qué aparece siempre cargada de estereotipos negativos, considerada un periodo de rebeldía, irresponsabilidad y conflictos? ¿Por qué en los medios de comunicación se destacan solo los aspectos más problemáticos? Durante la pandemia del covid-19, por ejemplo, la cobertura mediática sobre la adolescencia fue terrible: se utilizaron casos aislados de jóvenes que incumplían las medidas de distanciamiento social para proyectar una imagen negativa sobre todo el colectivo, enfatizando los comportamientos irresponsables o problemáticos sin equilibrarlos con ejemplos positivos o resilientes.

Es cierto que en la adolescencia se combinan diferentes cambios biológicos, psicológicos y sociales que pueden contribuir a que se tomen decisiones que resulten imprudentes o incoherentes desde una perspectiva adulta, porque su percepción del riesgo y su capacidad para evaluar consecuencias a largo plazo es distinta. Desde la neurociencia se han destacado algunos aspectos importantes sobre el desarrollo del cerebro adolescente que pueden ayudar a entender mejor esta etapa. Por un lado, se produce un desequilibrio entre dos sistemas cerebrales: el sistema socioemocional, que madura antes y está asociado con la búsqueda de sensaciones y recompensas, y el sistema de control cognitivo, que madura con mayor lentitud y está relacionado con la autorregulación y el control de impulsos, la planificación, la concentración o la toma de decisiones. Las diferencias en el desarrollo de estos sistemas pueden explicar por qué las personas adolescentes son más propensas a asumir riesgos o a tomar decisiones impulsivas.[30] Esto no quiere decir que sean menos racionales o menos conscientes de los riesgos que las personas adultas, sino que en sus procesos de toma de decisiones influyen variables características de este momento del desarrollo: las emociones intensas, la búsqueda de nuevas experiencias y recompensas, la actitud defensiva o la necesidad de reconocimiento y aceptación social.[31] Estas cuestiones no tienen por qué ser inherentemente negativas, aunque siempre las consideramos así. Por ejemplo, se hace mucho hincapié en la in-

---

30. Shulman, E. P., A. R. Smith, K. Silva, G. Icenogle, N. Duell, J. Chein, y L. Steinberg (2016), «The dual systems model: Review, reappraisal, and reaffirmation», en *Developmental cognitive neuroscience*, 17, 103-117.

31. Steinberg, L. (2008), «A social neuroscience perspective on adolescent risk-taking», en *Developmental Review*, 28(1), 78-106.

fluencia que tiene el grupo de iguales en la probabilidad de repetir comportamientos de riesgo, y es verdad, exactamente la misma que para reproducir comportamientos prosociales.[32]

Si sabemos que el entorno social, y también el familiar, tienen una influencia significativa en el desarrollo de las personas adolescentes y que afectan a diversos aspectos de su vida, desde el comportamiento hasta el bienestar emocional y social... ¿por qué no ponemos el foco ahí? ¿Qué podemos hacer para mejorar estos entornos? ¿Cuál es el papel que deben desempeñar las personas adultas en todo esto? Las personas adultas debemos proporcionar un contexto que permita a la adolescencia explorar, probar y equivocarse en un marco de seguridad, con las herramientas adecuadas para prevenir los diferentes riesgos y desafíos inevitables que conlleva crecer. Un espacio en el que se validen sus estados emocionales y se les ayude a regularlos y a lidiar con los momentos de confusión y vulnerabilidad, y con las contradicciones que forman parte del proceso. En este sentido, es necesario hacer autocrítica: ¿estamos asumiendo esta tarea o estamos traspasando toda la responsabilidad a las personas adolescentes? Para poder acompañar de una forma más positiva es necesario dejar de juzgar la adolescencia desde una perspectiva adulta, es decir, tenemos que revisar nuestro adultocentrismo.

El adultocentrismo es un concepto que describe una jerarquía social en la que las personas adultas son consideradas superiores a la infancia y adolescencia, e incluso a las personas an-

---

32. Smith, A. R., L. Steinberg, N. Strang y J. Chein (2015), «Age differences in the impact of peers on adolescents' and adults' neural response to reward», en *Developmental cognitive neuroscience*, 11, 75-82.

cianas. Este paradigma de pensamiento concibe estas otras etapas de la vida a partir de características simplificadas y estereotipadas e influye en cómo se interpretan sus peticiones, necesidades y derechos. El problema es que las personas adultas, a menudo convencidas de actuar con la mejor intención, toman sus propias necesidades y perspectivas particulares y las convierten en universales, aplicables a todos los grupos etarios.[33] Esta perspectiva se traduce en creencias, prácticas y actitudes que privilegian siempre una visión adulta del mundo y que invalidan los intereses, opiniones y vivencias de las personas más jóvenes, excluyéndolas de la toma de decisiones importantes y de la participación ciudadana.

La mirada adultocentrista tiende a observar a la juventud de una forma despectiva y a considerar que los tiempos pasados siempre fueron mejores. En una tablilla de arcilla encontrada en las ruinas de lo que fue Babilonia (el actual Irak), alguien había escrito hace más de tres mil años: «Esta juventud está malograda hasta el fondo del corazón. Los jóvenes son malhechores y ociosos. Ellos jamás serán como la juventud de antes. La juventud de hoy no será capaz de mantener nuestra cultura». Sócrates, en el siglo IV a. C. dijo: «La juventud actual ama el lujo, es maliciosa y malcriada, se burla de la autoridad y no tiene ningún respeto por los mayores. Nuestros muchachos de hoy son unos tiranos que no se levantan cuando un anciano entra en algún lugar y que responden con altanería a sus padres». También Aristóteles escribió sobre la juventud: «Se pasan en todo, todo lo hacen

---

33. Platero, L., y M. A. López-Sáez (2023), «Adultocentrismo», en L. Alegre, E. Pérez y N. Sánchez (dirs.). *Enciclopedia crítica del género. Una cartografía contemporánea de los principales saberes y debates de los estudios de género*, pp. 185-193.

exageradamente, lo suyo es por doquier la demasía. Se creen que lo saben todo y hacen siempre afirmaciones contundentes, de lo que deriva su conducta exorbitante y descomedida».[34] ¿Te suena todo esto? ¿Qué se decía de tu generación cuando eras joven? ¿Seremos capaces de romper esta cadena en algún momento?

Es necesario plantear una mirada más positiva y compasiva sobre las personas jóvenes y dejar de reproducir las lógicas adultocentristas si queremos acercarnos a las nuevas generaciones. Para ello, debemos cambiar la forma de mirar y de hacer: reconocer sus derechos, validar sus opiniones y permitirles participar en las decisiones que les afectan en primera persona, lo que implica una crianza más respetuosa, basada en el diálogo. Acompañar significa estar presentes, aunque sin invadir sus espacios, mostrar apoyo, compresión, seguridad y escucha. Conlleva poner en el centro sus necesidades y no las nuestras y acercarnos a su realidad apreciándola, respetándola y valorándola.

La adolescencia actual pertenece a dos generaciones: la Z y la Alpha, dependiendo del año de nacimiento. La generación Z, también conocida como *centennial*, incluye a las personas nacidas aproximadamente entre 1994 y 2010.[35] Por otro lado, la generación Alpha, a veces también nombrada como T (de «táctil»), comprende a aquellos nacidos a partir de 2010 en adelante. Algunos estudios apuntan a que, por el momento, tampoco hay grandes diferencias entre ambas generacio-

---

34. Méndez, D. (1 de septiembre de 2023), «¿Crees que vivimos en una crisis de valores? Todas las sociedades lo creen» en *ABC semanal*.

35. En algunos estudios sitúan los años entre 1997 y 2012. Por ejemplo, en Dimock, M. (2019), «Defining generations: Where Millennials end and Generation Z begins» en *Pew Research Center*, 17(1), 1-7.

nes, considerando la generación Alpha una extensión de la Z.[36] Teniendo en cuenta que este tipo de clasificaciones presentan limitaciones, debido a su naturaleza generalizadora y porque implican agrupar experiencias y contextos muy diferentes, también pueden ser útiles para entender ciertas tendencias sociales y comportamientos comunes en función de la edad y el contexto en el que se crece.

Uno de los más evidentes para estas generaciones es que mantienen una relación mucho más estrecha con las Tecnologías de Relación, Información y Comunicación (TRIC).[37] La generación Z es la primera en crecer con un acceso constante a internet, las redes sociales y los dispositivos móviles desde una edad temprana. La Alpha ha nacido ya en un entorno digitalizado al cien por cien. Esto influye en su forma de comunicarse, de aprender, de consumir información, de relacionarse... Se manejan con soltura con los smartphones, las tablets o los videojuegos online y tienen amplios conocimientos sobre plataformas como YouTube o Twitch, siendo grandes consumidoras de contenidos audiovisuales. Las redes sociales son espacios que forman parte de su día a día: el 98,5 por ciento del alumnado de la ESO está registrado en al menos una red social y un 83,5 por ciento, en tres o más. Las dos redes so-

---

36. Drugas, M. (2022), «Screenagers or «Screamagers»? Current Perspectives on Generation Alpha», *Psychological Thought*, 15(1), 1-11; y Nagy, Á., y A. Kölcsey (2017), «Generation alpha: Marketing or science?», en *Acta Technologica Dubnicae*, 7(1), 107-115.

37. Quizá hayas escuchado con más frecuencia el término TIC, que hace referencia a las Tecnologías de la Información y la Comunicación. Sin embargo, en los últimos años se ha incluido la «R» (de «relaciones») para reconocer el papel de las tecnologías no solo en nuestra manera de comunicarnos e informarnos, sino en las formas en que establecemos y mantenemos nuestras relaciones interpersonales.

ciales de mayor aceptación son Instagram (con un 79,9 por ciento de usuarios/as) y TikTok (con un 75,3 por ciento).[38] También sabemos que prefieren comunicarse mediante videollamadas, mensajería instantánea o redes sociales, lo que refleja su comodidad con estas tecnologías en el ámbito relacional y lo familiares que les resultan. Esta situación se ha visto reforzada e intensificada desde la pandemia del covid-19, en la que las TRIC se utilizaron no solo con fines relacionales y lúdicos, sino también educativos. Así, las clases online, la comunicación telemática o el empleo de proyectos de educación mediática también son comunes en sus experiencias educativas.

Según el último informe del Observatorio Nacional de Tecnología y Sociedad sobre el uso de tecnologías por menores en España, el 94,9 por ciento de las personas entre diez y quince años usaron internet en los últimos tres meses, por lo que se podría considerar que el acceso es casi universal en este grupo de edad. Asimismo, el 70,6 por ciento dispone de un teléfono móvil, cifra que se incrementa año tras año.[39] Según otro informe publicado por UNICEF, el 90,8 por ciento se conecta a diario y el 31,6 por ciento lo hace más de cinco horas en un día cualquiera de la semana, ascendiendo esta cifra al 49,6 por ciento durante el fin de semana.[40] Internet es así un

---

38. INJUVE (2022), «Resumen Ejecutivo Estrategia de Juventud 2030», Instituto de la Juventud, p. 34.

39. Observatorio Nacional de Tecnología y Sociedad (2024), «El uso de las tecnologías por los menores en España, Edición 2024», Datos 2023. Red.es. Secretaría de Estado de Digitalización e Inteligencia Artificial. Ministerio para la Transformación Digital y de la Función Pública.

40. Andrade, B., I. Guadix, A. Rial y F. Suárez (2021), *Impacto de la tecnología en la adolescencia. Relaciones, riesgos y oportunidades*, UNICEF España.

medio muy significativo para la adolescencia y que tiene un impacto profundo en su vida: lo usan para chatear con amistades, entrar en diferentes redes sociales, escuchar música, ver vídeos, películas, series o eventos deportivos, buscar información, realizar videollamadas, jugar a videojuegos, comprar y vender cosas, ligar, coordinar actividades cotidianas, pedir y ofrecer ayuda, cotillear o consumir pornografía. En realidad, en los entornos digitales hacen más o menos lo mismo que hicimos las generaciones anteriores en otros espacios, pero al participar estos dispositivos digitales en estas acciones, cambian las formas, los tiempos, los espacios y los significados. En este sentido, para las nuevas generaciones ya no existe «una vida real» y otra «digital» y, por tanto, menos real: las barreras entre el mundo online y offline se han disipado hasta convertirse en un continuo.[41] Ser conscientes de este hecho nos ayuda a comprender que sus interacciones virtuales son una prolongación de su vida social, lo que implica que lo que les ocurre en línea puede influir directamente en su mundo físico, y viceversa.

Esta convivencia cotidiana con las TRIC ha llevado a definir a estas generaciones como «nativas digitales». Sin embargo, este término puede generar un mito sobre su dominio tecnológico y llevar a la falsa percepción de una competencia tecnológica innata. Es importante tener en cuenta que haber nacido rodeadas de tecnologías no significa que sepan manejarlas de forma efectiva. El uso frecuente de dispositivos digitales no supone un conocimiento profundo o crítico sobre sus implicaciones y riesgos. Las TRIC tienen una incidencia directa en la salud mental y en el bienestar emocional de las

---

41. Duque, I. (2022), *Acercarse a la generación Z. Una guía práctica para entender a la juventud actual sin prejuicios*, Planeta, p. 86.

personas jóvenes[42] y sus dinámicas de funcionamiento reproducen diferentes formas de (ciber)violencia que deben saber evitar o, en su defecto, prevenir. Para utilizar la tecnología de forma correcta y eficaz es necesario un aprendizaje y un entrenamiento específicos, al margen de la edad, que fomenten el pensamiento crítico sobre lo que se consume y los buenos tratos digitales. Asimismo, es imprescindible desarrollar competencias respecto a la seguridad online y el uso ético de todas estas tecnologías.

Las preguntas son evidentes: ¿Estamos facilitando estos recursos? ¿Tenemos los conocimientos y las habilidades necesarias para guiar en esta tarea? Muchas veces, la propia brecha generacional hace que las personas adultas nos sintamos menos competentes en el uso de tecnologías que la infancia y adolescencia, que las manejan con mayor soltura, lo que dificulta nuestro papel como educadores digitales. En muchos casos existe, de hecho, una brecha en el propio lenguaje que impide una comunicación efectiva a la hora de tratar estos temas con la juventud. Por esta razón, es importante que nos formemos y que nos tomemos en serio todo lo relacionado con la alfabetización digital y mediática. Estos términos se refieren a las competencias para utilizar, comprender e interactuar en el ámbito digital de una forma eficiente y crítica. También es importante aprender de las personas jóvenes. Hasta el momento, no les hemos proporcionado ni la orientación ni las herramientas adecuadas y hemos permitido que tengan que enfrentarse al manejo tecnológico y toda la infor-

---

42. Observatorio Nacional de Tecnología y Sociedad (2023), *Impacto del aumento del uso de Internet y las redes sociales en la salud mental de jóvenes y adolescentes*, Red.es. Secretaría de Estado de Digitalización e Inteligencia Artificial. Ministerio de Asuntos Económicos y Transformación Digital.

mación que reciben en soledad, lo que ha dado lugar al fenómeno conocido como «orfandad digital».[43] Aun así, se han buscado la vida como han podido y han desarrollado estrategias propias, por lo que lo mínimo que podemos hacer es abandonar nuestra pose adulta, escucharlas con atención y fomentar el diálogo.

La mirada adulta no ha tratado mejor a esta generación que a las anteriores y la ha bautizado como la «generación de cristal», con la intención de destacar una supuesta fragilidad emocional, fruto de una crianza sobreprotectora. Sin embargo, las personas jóvenes se han apropiado de este término para decirnos que sí, que son de cristal, pero no por la fragilidad sino por la transparencia, ya que son capaces de ver con más claridad muchas de las desigualdades y violencias sistémicas que se reproducen en la sociedad y no piensan callarse.[44] Y es que otro signo distintivo de esta generación es que muestran un gran interés por temas como la igualdad entre mujeres y hombres, los derechos LGTBIQA+ y de las personas racializadas, los derechos de los animales o la protección del medio ambiente. Valoran la diversidad y suelen ser críticas con las normas tradicionales que consideran discriminatorias, manifestando este compromiso social tanto en el espacio online como el offline. Participan en grandes manifestaciones y convocan huelgas estudiantiles, al tiempo que utilizan las TRIC como altavoz de denuncia y creación de redes entre movimientos sociales globales.

En este sentido, es importante señalar que, en el contexto

---

43. Duque, I. (2022), *op. cit.*, p. 62.

44. Duque, I., y F. Jódar (2024), *Acompañando a las nuevas generaciones en la era de las pantallas. Bienvenidos a tecnotopia*, Penguin Random House, p. 48.

español, es la primera generación en convocar una huelga general estudiantil para reivindicar la educación sexual. Bajo el lema «Fuera el machismo de nuestras aulas», en 2008, demandaron la implementación inmediata de una asignatura de educación sexual inclusiva, evaluable y obligatoria en todos los niveles educativos, tanto en centros públicos como en privados. Asimismo, cabe destacar que la violencia de género es uno de los problemas sociales más importantes para el 89,6 por ciento de las mujeres jóvenes y para el 77,1 por ciento de los hombres y por el que más se manifiestan públicamente,[45] y aun así seguimos reproduciendo el mantra de que la juventud cada vez está peor. ¿Qué datos se hubieran obtenido si se le hubiera preguntado a nuestra generación? Es injusto decir que vamos para atrás y que cada vez son más machistas, porque viven en una sociedad que ha evolucionado y en la que se ha incrementado la conciencia colectiva sobre las discriminaciones y desigualdades de género. Y es que olvidamos que también es una sociedad en la que se han implementado leyes y políticas públicas más rigurosas contra las violencias y en la que el movimiento feminista ha ganado visibilidad y reconocimiento en la cultura popular y en los medios de comunicación. No obstante, es evidente que quedan por delante grandes desafíos porque, a pesar de esos progresos, todavía existen sectores en la sociedad que se resisten al avance del feminismo y que niegan o minimizan la violencia de género entre las personas jóvenes, y también entre las adultas, quienes sirven como modelo. Aunque se han logrado avances significativos, persisten numerosas desigualdades en diferentes esferas de la vida (laborales, económicas, sexuales, respecto a los cuidados...) y la eliminación de la violencia de género sigue siendo

45. INJUVE (2022), *op. cit.*, p. 44.

un reto prioritario. Y aquí, de nuevo, tenemos la responsabilidad de ser guía: la educación en igualdad y la sensibilización está en nuestras manos.

CONSUMO DE PORNOGRAFÍA EN LA ADOLESCENCIA

Diferentes estudios recientes sitúan la media de edad del primer contacto con la pornografía entre los doce y los trece años.[46] Sin embargo, los titulares de prensa hablan con frecuencia de los ocho años. Lo que nos dicen las investigaciones es que los ocho años son el mínimo de edad,[47] pero solo un 6,5 por ciento de las personas jóvenes declaran haber tenido su primer contacto con el porno con estos años[48] y solo un 8,7 por ciento, antes de los diez años.[49] Además, cuando el visionado de porno se sitúa por debajo de los once años, no suele tratarse de búsquedas deliberadas, por lo que sería más correcto hablar de exposición a la pornografía que de consumo pornográ-

---

46. Sanjuán, C., y C. Moral (2020), *Informe (DES)Información sexual: pornografía y adolescencia. Un análisis sobre el consumo de pornografía en adolescentes y su impacto en el desarrollo y las relaciones con iguales*, Save the Children España; Torrado, E., J. Gutiérrez, Y. R. Romero y A. González (2021), *Sexualidad y consumo de pornografía en adolescentes y jóvenes de 16 a 29 años. Informe final*, Universidad de La Laguna; Gómez-Miguel, A., S. Kuric y A. Sanmartín (2023), *Juventud y pornografía en la era digital: consumo, percepción y efectos*, Madrid, Centro Reina Sofía de Fad Juventud; Milano, V. (dir.) (2023), Estudio sobre pornografía en las Illes Balears: acceso e impacto sobre la adolescencia, derecho internacional y nacional aplicable y soluciones tecnológicas de control y bloqueo. Institut Balear de la Dona.

47. Ballester, L., y C. Orte (2019), *op. cit.*, p. 30.

48. Gómez-Miguel, A., S. Kuric y A. Sanmartín (2023), *op. cit.*, p. 31.

49. Sanjuán, C., y C. Moral (2020), *op. cit.*, p. 21.

fico.[50] La pornografía empieza a atraer durante la adolescencia y este interés se incrementa con la edad. Según uno de estos estudios, el 84,7 por ciento de las personas adolescentes de entre trece y quince años ha visto pornografía, mientras que lo ha hecho ya el 95,3 por ciento de las personas adolescentes de dieciséis a dieciocho años.[51] Estas cifras dejan claro que la mayoría está en contacto con la pornografía. Sin embargo, cuando hablamos de consumo, lo que implica un uso más regular y consciente, los datos descienden al 62,5 por ciento. En este sentido, una de cada tres personas jóvenes no accede a este tipo de contenidos nunca.[52] El consumo también aumenta con la edad, siendo el grupo de veinticinco a veintinueve años el que más porno consume.[53]

Los diferentes estudios también coinciden en exponer que el género es otra variable que condiciona el consumo, destacando diferencias significativas entre chicos y chicas, aunque esta brecha se está acortando. En 2020 los chicos consumían el doble de porno que las chicas: el 81,6 por ciento frente al 40,4 por ciento.[54] En 2023, los datos son del 72,1 por ciento, frente al 52,6 por ciento.[55] En lo que sí existe una diferencia importante es en la frecuencia: solo el 13,6 por ciento de las chicas consume porno cada semana, frente a casi la mitad de los chicos (48,1 por ciento). Asimismo, apenas hay mujeres jóvenes que afirmen consumir porno a diario (2,1 por ciento),

---

50. García, P. (2020), *Tenemos que hablar de porno. Guía para familias sobre consumo de la pornografía en la adolescencia*, Save the Children España.

51. Milano, V. (dir.) (2023), *op. cit.*, p. 89.

52. Gómez-Miguel, A., S. Kuric y A. Sanmartín (2023), *Op. cit.*, p. 39.

53. *Ibid.*, p. 40.

54. Sanjuán, C., y C. Moral (2020), *op. cit.*, p. 27.

55. Gómez-Miguel, A., S. Kuric y A. Sanmartín (2023), *op. cit.*, p. 39.

mientras que el 22,4 por ciento de los hombres lo reconoce.[56] También es importante tener en cuenta que hay condicionantes de género en estas respuestas, ya que para ellos es más fácil hablar sobre porno al percibirse como un comportamiento propio de lo masculino. Es más, cuando se les pregunta a las chicas por qué creen que los chicos consumen más porno, destacan que el deseo sexual masculino está más normalizado que el deseo sexual de las mujeres y, por lo tanto, pueden expresarlo con mayor libertad. Además, obtienen reconocimiento y aprobación social por parte del grupo de iguales, interpretándoseles como individuos sexualmente preparados.[57] Por el contrario, ellas tienen que enfrentar más estigmas si admiten que ven porno. Por un lado, todos los relacionados con la doble moral sexual que castiga a las mujeres por disfrutar de su sexualidad, etiquetándolas con términos despectivos como «puta», «guarra» o «zorra». Por otro, la representación cosificada y sumisa y las escenas de violencia contra las mujeres que contiene la pornografía *mainstream* puede llevar a un estigma adicional, ya que las consumidoras pueden ser vistas como cómplices de su propia objetualización y de una industria que perpetúa roles negativos sobre el conjunto de las mujeres. Estas diferencias en la respuesta social ante los hombres y las mujeres que ven porno podrían estar interfiriendo en los datos sobre su consumo.

Respecto a las principales fuentes de acceso, las amistades son cruciales para conocer la pornografía. El grupo de iguales es la vía principal por la que se tiene el primer contacto con la pornografía para más de la mitad de las personas adolescen-

56. *Ibid.*, p. 42.
57. Milano, V. (dir.) (2023), *op. cit.*, p. 150.

tes.[58] En concreto, son los amigos (chicos) quienes en mayor medida descubren la pornografía a sus pares.[59] Lo pueden hacer enseñando los contenidos desde sus dispositivos, enviando vídeos, *stickers* o links a través de grupos de mensajería instantánea y redes sociales o hablando sobre ello para que después los busquen por su cuenta. En ocasiones, el objetivo de compartir este material no es otro que el de entretener o hacer reír. Las búsquedas activas (el 28,5 por ciento) son más frecuentes entre los chicos y el acceso a través de anuncios publicitarios en ventanas emergentes es la forma de acceder para un 17,4 por ciento de las personas adolescentes.[60] Las chicas dicen encontrarse pornografía de forma fortuita o casual en mayor medida que ellos, lo que puede estar relacionado con evitar la culpabilidad y el estigma social al que se hacía referencia más arriba.

Los dispositivos tecnológicos a través de los cuales acceden a pornografía son el móvil (74,3 por ciento), el ordenador portátil (9,1 por ciento) o la tablet (5,9 por ciento), teniendo muy poca relevancia otros medios como el ordenador de sobremesa, la videoconsola o la televisión (5 por ciento).[61] El visionado de porno es una actividad fundamentalmente solitaria: el 84,2 por ciento lo consume a solas. Si atendemos a cuestiones de género, ellas ven más porno en pareja: el 22,6 por ciento frente al 14,6 por ciento de ellos.[62]

Cuando les preguntamos a las personas adolescentes a qué tipo de pornografía suelen acceder, las plataformas de pago

---

58. Sanjuán, C., y C. Moral (2020), *op. cit.*, p. 23.
59. Gómez-Miguel, A., S. Kuric y A. Sanmartín (2023), *op. cit.*, p. 33.
60. Sanjuán, C., y C. Moral (2020), *op. cit.*, pp. 23-24.
61. Milano, V. (dir.) (2023), *op. cit.*, p. 110.
62. Gómez-Miguel, A., S. Kuric y A. Sanmartín (2023),*op. cit.*, p. 51.

quedan excluidas de su consumo: el 98,5 por ciento ve pornografía gratuita.[63] Esta estadística revela una tendencia significativa: las personas adolescentes están limitando su exposición sobre todo a la pornografía *mainstream*. Una vez dentro de las páginas porno, se dejan guiar por las sugerencias hechas por las propias webs,[64] que funcionan a partir de algoritmos que ofrecen tendencias globales y que van personalizando el contenido basándose en el historial de navegación y las interacciones previas de cada persona usuaria, lo que refuerza la creación de cámaras de eco. Se llama «cámaras de eco» a los entornos virtuales en los que las personas están expuestas principalmente a información y opiniones que refuerzan sus creencias y perspectivas preexistentes. La exposición constante a un cierto tipo de contenido pornográfico influye en la normalización de ciertas prácticas, expectativas y fantasías sexuales concretas y limita la comprensión de la sexualidad desde perspectivas diversas.

Hasta aquí sabemos cómo consumen las personas adolescentes, sin embargo, lo más interesante es conocer el para qué. Los motivos por los que las personas jóvenes consumen pornografía suelen repetirse en los diferentes estudios (también cuando hablas con ellas) y suelen ser tres: la curiosidad, la masturbación y el aprendizaje sobre sexo. En algunas ocasiones, se incluye además la presión de grupo. Estas motivaciones pueden combinarse, por ejemplo, si satisfacen su curiosidad y al mismo tiempo se masturban o aprenden sobre sexo. No podemos pensar que lo hacen por una única razón. Sí que se observan algunas variaciones significativas en función del género: los chicos la usan más para masturbarse y excitarse,

63. Sanjuán, C., y C. Moral (2020), *op. cit.*, p. 32.
64. *Ibid.*, p. 31.

mientras que las chicas lo hacen en una mayor proporción para responder a la curiosidad. Del mismo modo, respecto a la presión social, en el consumo de ellos tiene más importancia la influencia de las amistades que en el de ellas.[65] En la categoría «aprender de sexo», sin embargo, no hay grandes diferencias, y más de la mitad dice que al ver pornografía ha aprendido alguna cosa, sea lo que sea.[66] La mayoría destaca que adquieren conocimientos sobre anatomía y prácticas sexuales, además de habilidades para satisfacer mejor a sus parejas. En mis talleres de educación sexual con personas adolescentes les suelo dar unas tarjetas para que apunten de forma anónima las dudas que tienen, y las preguntas más frecuentes suelen estar enfocadas a cuestiones de esta clase: ¿cómo son los genitales?, y, sobre todo: ¿cuánto tiene que medir el pene?, ¿cuáles son los mejores «preliminares»?, ¿qué partes del cuerpo se deben estimular?, ¿qué prácticas son habituales?, o ¿cuánto debe durar una relación sexual? A partir de estos interrogantes podemos hacernos una idea de las respuestas que reciben de la pornografía *mainstream*, además de pensar en qué tipos de cuerpos y roles normaliza y quiénes son los sujetos a los que con frecuencia trata de satisfacer.

La pornografía se ha convertido así en una fuente de inspiración para la adolescencia: el 54,1 por ciento cree que les da ideas para sus propias experiencias sexuales (en mayor medida los chicos) y al 54,9 por ciento le gustaría poner en práctica lo que han visto, tendencia que aumenta entre quienes consumen pornografía más a menudo.[67] Por lo general, destacan los efectos positivos del porno: que ayuda a la excitación y a la

---

65. Milano, V. (dir.) (2023), *op. cit.*, p. 98.

66. *Ibid.*, p. 90.

67. Sanjuán, C., y C. Moral (2020), *op. cit.*, p. 44.

masturbación, que sacia la curiosidad y que enseña cosas. Entre los efectos negativos apuntan principalmente a que puede afectar a sus relaciones de pareja, sobre todo en los chicos, que verbalizan en mayor medida que a sus parejas les molesta que vean porno. Por otro lado, también señalan el aburrimiento, que es superior en las chicas y en ellos se incrementa con la edad.

Diversas investigaciones concluyen que el consumo de pornografía tiene un impacto significativo en las actitudes y creencias sexuales de las personas adolescentes, observándose un aumento de prácticas de riesgo y una tendencia a no usar preservativos, así como una postura más abierta respecto al sexo casual y una percepción de las relaciones sexuales como recreativas en lugar de íntimas.[68] Además, apuntan a que influye en las expectativas que tienen sobre el sexo[69] y puede reforzar la percepción de las mujeres como objetos sexuales, perpetuando así estereotipos de género nocivos. Esto puede afectar al modo en que los jóvenes entienden los roles y las dinámicas en las relaciones.[70] También señalan que, aunque la mayoría de los adolescentes no muestra un aumento en la agresión sexual debido a la exposición a pornografía, aquellos con factores de riesgo preexistentes pueden experimentar una mayor tendencia a comportamientos agresivos si consumen porno con frecuencia.[71] Asimismo, el visionado puede llevar a

68. Peter, J., y P. M.Valkenburg (2016), «Adolescents and pornography: A review of 20 years of research», *Journal of Sex Research*, 53(4-5), 509-531.

69. Sanjuán, C., y C. Moral (2020), *op. cit.*, p. 40.

70. Milano, V. (dir.) (2023), *op. cit.*, p. 42.

71. Owens, E. W., R. J. Behun, J. C. Manning y R. C. Reid (2012), «The impact of internet pornography on adolescents: A review of the research», en *Sexual Addiction & Compulsivity: The Journal of Treatment & Prevention*, 19(1-2), 99-122.

una interpretación distorsionada de la sexualidad, lo que se ha asociado con la desconexión emocional y la falta de empatía en las relaciones interpersonales, y con dificultades para comprender conceptos como «consentimiento» y «límites personales».[72] A su vez, la exposición a estándares corporales poco realistas puede generar preocupación por la imagen corporal y afectar de forma negativa en el autoconcepto de las personas adolescentes, generándoles malestar.[73] De igual modo, el consumo de pornografía no solo se ha relacionado con los comportamientos sexuales offline, sino que influye en la experimentación sexual virtual y se asocia con mayores riesgos a la hora de practicar *sexting* de una forma segura.[74] En resumen, la pornografía tiene un impacto multifacético en la sexualidad y las relaciones adolescentes, afectando a sus actitudes, comportamientos y bienestar emocional.

Teniendo en cuenta lo anterior, la pornografía no puede ser la principal fuente de información sexual de las personas jóvenes. Es necesario que comprendan su naturaleza ficticia y, en caso de acceder a ella, cuenten con las competencias necesarias para interpretar adecuadamente su contenido. Nuestra labor como personas adultas es, por tanto, ofrecer una educación sexual de calidad, que sacie la natural curiosidad de la infancia y la adolescencia por la sexualidad humana, ofrezca

72. Ballester, L., C. Rosón, T. Facal y R. Gómez (2021), «Nueva pornografía y desconexión empática», en *Atlánticas: Revista internacional de estudios feministas*, 6 (1), 67-105.

73. Owens, E. W., R. J. Behun, J. C. Manning y R. C. Reid, (2012), *op. cit.*, p. 110.

74. Van-Ouytsel, J., K. Ponnet y M. Walrave (2014), «The Associations Between Adolescents' Consumption of Pornography and Music Vídeos and Their Sexting Behavior», *Cyberpsychology, Behavior, and Social Networking*, 17(12), 772-778.

modelos positivos, ayude a desmitificar conceptos erróneos y fomente una mirada crítica hacia los contenidos mediáticos que consumen. Si el porno no tiene una función pedagógica, es un error y una omisión de nuestro deber el hecho de dejar en sus manos la educación sexual de las personas jóvenes. Por ello, ha llegado el momento de asumir responsabilidades, promover un diálogo honesto sobre la sexualidad y encarar la tarea pendiente que tenemos con la educación sexual.

3

Educación sexual: una tarea pendiente

LA EDUCACIÓN SEXUAL COMO DERECHO Y DEBER COMUNITARIO

La sexualidad es una dimensión fundamental de la experiencia humana que está presente a lo largo de la vida y en continua evolución: somos seres sexuados y desde que nacemos hasta que morimos tenemos intereses y comportamientos sexuales. Incluye aspectos biológicos, psicológicos, sociales y, sobre todo, biográficos porque cada persona es diferente y, por lo tanto, vive y expresa su sexualidad de formas distintas. Muchas veces, cuando se pronuncia la palabra «sexualidad» se la asocia de inmediato con las relaciones sexuales. Sin embargo, esta es solo una pequeña parte de las diferentes esferas que constituyen la sexualidad. Abordarla implica hablar sobre los cuerpos, las identidades, las orientaciones, los deseos, los placeres, las relaciones interpersonales, los afectos o las emociones. También sobre los sistemas culturales, políticos y éticos que la atraviesan, porque nuestra sexualidad va más allá de nuestras vivencias individuales y es un elemento de organización social que jerarquiza los cuerpos, los deseos, los placeres o los roles en las relaciones.

La educación sexual es un proceso de enseñanza-aprendizaje que incluye la transmisión de conocimientos, habilidades y valores que permitan a las personas disfrutar de su sexualidad y tomar decisiones informadas y responsables sobre su propia vida sexual, promoviendo relaciones basadas en los buenos tratos. Su principal objetivo es que las personas aprendan a conocer(se), aceptar(se), cuidar(se), expresar(se) y compartir(se) de forma que les haga sentir(se) bien. De esta forma, la educación sexual está estrechamente relacionada con el autoconocimiento y con que las personas puedan comprender cómo son y acepten su propia sexualidad. También con entender que todo el mundo es único y peculiar y vive su sexualidad a su manera. Cuando nos conocemos y conocemos a las demás personas en un contexto en el que se pone en valor la diversidad, es más fácil aceptarse y quererse, lo que afecta de modo directo a nuestra autoestima. De igual manera, es más sencillo reconocer las necesidades y los derechos propios y ajenos, lo que fomenta el autocuidado y el cuidado de las demás personas. Asimismo, las personas tienen que poder expresar su sexualidad de forma que les haga sentirse a gusto, aprender a disfrutar y a conocer lo que desean y les da placer, adquiriendo conocimientos y habilidades para evitar consecuencias no deseadas. Cuando la sexualidad individual se comparte es necesario saber cómo hacerlo desde un marco ético, basado en los buenos tratos: el respeto, la empatía, la corresponsabilidad o el acuerdo mutuo. La educación sexual es una herramienta de empoderamiento y prevención, ya que permite entender los aspectos positivos de la sexualidad y, al mismo tiempo, ayuda a ser conscientes y a reaccionar ante los posibles riesgos y formas de violencia. A nivel colectivo también es una importante herramienta de transformación social porque ayuda a reconocer las estructuras jerárquicas (de género, orientación, raza, capacidad) que operan sobre los cuerpos, permitiendo subvertir estas dinámicas de poder y promoviendo sociedades más justas e igualitarias. Por todo esto, la educación sexual como derecho humano es una idea ampliamente reconocida por distintos organismos y tratados internacionales.[75] Los derechos sexuales, que son derechos humanos relacionados con la sexualidad, contienen la educación sexual como un derecho en sí mismo, pero también como garantía y condición para que se cumplan otros. Existen diferentes derechos sexuales, como el derecho a la libertad sexual; el derecho a la autonomía, la integridad y la seguridad sexual; el derecho a la privacidad sexual; el derecho a la equidad sexual; el derecho al placer sexual; el derecho a la expresión emocional; el derecho a la libre asociación sexual; el derecho a la toma de decisiones reproductivas, libres y responsables; el derecho a la información basada en el conocimiento científico; el derecho a la atención de la salud sexual, o el derecho a la educación sexual. ¿Sabías que tenemos todos estos derechos? ¿Crees que las personas menores a las que acompañas los conocen? Que muchas personas no tengan una idea clara sobre ellos, ¿no pone en evidencia nuestras carencias respecto a la educación sexual? Conocer los derechos sexuales es clave para poder disfrutarlos, protegerlos y respetarlos, tanto a nivel individual como colectivo. También es

---

75. Entre ellos destaca la OMS (Organización Mundial de la Salud), la UNESCO (Organización de las Naciones Unidas para la Educación, la Ciencia y la Cultura), el UNFPA (Fondo de Población de las Naciones Unidas), UNICEF (Fondo de las Naciones Unidas para la Infancia) o la WAS (Asociación Mundial para la Salud Sexual).

básico para poder exigirlos cuando sean vulnerados. Es interesante pensar en la educación sexual como un derecho, porque nos ayuda a entender que no tenerla se convierte en una vulneración de los derechos humanos y que esto tiene consecuencias negativas, tanto para las personas en particular como para la sociedad en general. Además, si la infancia y las personas adolescentes tienen derecho a una educación sexual de calidad, las personas adultas que las acompañamos tenemos la obligación de ofrecérsela.

El debate no puede centrarse en «educación sexual sí» o «educación sexual no». Esto no tiene ningún sentido porque la educación sexual es inevitable. Siempre educamos en sexualidad, aunque no seamos conscientes. Los silencios también son una forma de educación sexual. Al igual que lo es mirar hacia otro lado y dejar que la infancia y las personas adolescentes reciban la información del porno o las redes sociales. En mis formaciones con personas adultas suelo preguntar a las personas asistentes si tuvieron educación sexual, y la respuesta mayoritaria suele ser un rotundo «¡No!». Sin embargo, cuando profundizamos un poco, la cosa cambia y se empiezan a citar revistas como *Super Pop*, *Vale*, *Bravo*, *Loka* o *Interviú*, películas, series, canciones, videoclips, programas de radio como *Dos rombos* o, incluso, la catequesis. También se nombran a las amistades o al primo del pueblo y aparecen un sinfín de conversaciones incómodas con las familias, como el día que apareció la primera regla o el momento en el que se habló por primera vez de anticoncepción, muchas veces cuando se llevaban años manteniendo relaciones sexuales. Algunas mujeres me han llegado a decir que esta charla llegó justo el día antes de la boda, generando más desorientación que enseñanzas significativas. De esta forma, sí que tuvimos educación sexual, lo que sucede es que debió de ser una bastante mala. ¿Recuerdas cómo fue tu educación sexual? ¿Qué cosas fueron positivas? ¿Cuáles cambiarías? ¿Podemos hacerlo mejor?

La educación sexual es ineludible, por lo que debemos pensar qué modelo de educación sexual queremos ofrecer, si repetimos el modelo recibido o buscamos uno mejor; si seguimos abordando la sexualidad desde los silencios, los miedos, los tabúes, los peligros y los riesgos o si, por el contrario, ofrecemos una mirada sobre la sexualidad que la presente como algo positivo y complejo y que priorice los placeres, la exploración, la satisfacción, el bienestar y la libertad de elección. No podemos olvidar que «prevenir» significa evitar lo malo, pero educar implica siempre promover lo bueno. Al tratar la sexualidad se produce un desplazamiento extraño: lo grande (la sexualidad) incluye lo pequeño (los riesgos) y, sin embargo, parece que solo ponemos el foco en esa parte. Con frecuencia las intervenciones educativas se centran en la prevención. Hace unos años se priorizaban los embarazos no planificados e infecciones de transmisión sexual (ITS) y en la actualidad prevalece la violencia de género y sexual. La pregunta que debemos hacernos es ¿estamos haciendo una buena educación sexual si solo hablamos de prevención y de violencia de género y sexual? Sabemos que la respuesta es que no, y las personas jóvenes suelen manifestar que no estamos abordando sus intereses y preocupaciones reales. El miedo es necesario para la supervivencia, porque nos activa para defendernos de las amenazas, pero no es un buen criterio educativo: la educación sexual también tiene que estar enfocada en los aspectos positivos de la sexualidad.

Esta percepción negativa y temerosa de la sexualidad puede hacernos conectar con emociones como la vergüenza y la culpa, y trasladar el mensaje equivocado de que las relaciones sexuales siempre implican un gran peligro. Además, puede perpetuar muchos mitos y tabúes. Si entendemos la educación sexual como «educación reproductiva» y solo hablamos de métodos para evitar embarazos o solo priorizamos los contenidos centrados en las primeras relaciones heterosexuales con penetración, estamos imponiendo una mirada heteronormativa que invisibiliza la diversidad sexual. La educación sexual tendría que estar enfocada a vivir vidas más felices, placenteras y satisfactorias. Para ello, se debe fundamentar en actitudes tolerantes y abiertas, el reconocimiento de los derechos sexuales, la promoción de una ética de las relaciones basadas en los buenos tratos y el respeto hacia las biografías sexuales, las propias y las de las demás personas.

La forma en la que nos acercamos a la pornografía también está mediada por este modelo de riesgos: ¿Tiene sentido contarles a las personas adolescentes todo lo que está mal en el porno sin darles alternativas positivas que resuelvan sus dudas e inquietudes? ¿Es productivo prohibir sin explicar las razones y sin fomentar una mirada crítica sobre lo que se puedan encontrar? Fomentar un ambiente donde la infancia y la adolescencia se sientan cómodas para expresar sus dudas e intereses sobre sexualidad es fundamental para que su desarrollo sexual sea saludable y satisfactorio. Además, imponer restricciones en el ámbito educativo sin ofrecer explicaciones no es una estrategia efectiva y puede ser contraproducente. Los enfoques autoritarios suelen generar rebeldía y oposición, en especial entre adolescentes, por lo que es más beneficioso fomentar el diálogo y la compresión. Ayudar a entender las razones que hay detrás de las normas o reglas que establecemos las personas adultas promueve la autonomía y el pensamiento crítico.

Otro de los debates persistentes en torno a la educación

sexual es quién debe encargarse de ella. ¿Te acuerdas del juego «La patata caliente» del programa *El Gran Prix del Verano* en el que se iban pasando un globo que se hinchaba cada vez más hasta que a alguien le acaba explotando en la cara? Pues la situación a la que me refiero recuerda un poco a esa prueba televisiva. Las familias, al no saber muy bien cómo encarar esta tarea, apuntan hacia las escuelas, mientras la comunidad educativa señala constantemente el miedo de las familias a la hora de impartir contenidos relacionados con la educación sexual. También el personal médico apunta hacia la dificultad de abordar estas cuestiones por temor a la reacción de las familias. El Estado, por su parte, parece más preocupado por señalar los peligros de dejar que las personas jóvenes se eduquen a través de internet, que de generar estrategias eficaces para garantizar una educación sexual obligatoria en todas las etapas educativas. Al final, el resultado es que esta tarea sigue pendiente y la infancia y adolescencia acaban recibiendo la información de fuentes cuyo objetivo no es educar, sino entretener, sea la pornografía, las redes sociales, las series, la música o los videojuegos.

La educación sexual debería ser una tarea comunitaria y, por tanto, una labor compartida y coordinada entre todos estos agentes sociales implicados en el acompañamiento de las sexualidades de la infancia y adolescencia para que sea efectiva. Por un lado, las familias desempeñan un papel crucial porque actúan como el primer entorno en el que se transmiten valores, ideas y modelos de sexualidad: sobre los cuidados, la intimidad, la autonomía y la libertad de elección, las relaciones igualitarias, la resolución de conflictos o el respeto de los límites. Son así un entorno privilegiado de enseñanza debido a su capacidad para modelar comportamientos y actitudes a través del apego y las experiencias cotidianas: las personas aprenderemos imitando lo que observamos. Los roles y estilos comunicativos, relacionales y de gestión emocional que vemos a nuestro alrededor durante la infancia y adolescencia tienen un impacto profundo en nuestro desarrollo identitario, relacional y emocional. El profesorado también funciona como un referente en el que mirarse, por lo que comparte con las familias esta responsabilidad a la hora de crear entornos seguros donde el alumnado pueda observar e imitar comportamientos y valores positivos, y donde pueda exponer sus dudas, intereses y curiosidades y que estas sean atendidas.

Por otro lado, los centros educativos tienen un papel fundamental a la hora de ofrecer programas estructurados de educación sexual asegurándose de que el alumnado reciba información precisa y completa, basada en la evidencia científica y adaptando los contenidos a la edad y madurez de cada etapa educativa. Asimismo, el personal de salud desempeña un papel crucial a la hora de fomentar conductas saludables y de impulsar la salud sexual. Por su parte, el Estado debe desarrollar políticas educativas que promuevan la educación sexual como un componente esencial del sistema educativo. Estas políticas tienen que ser claras y explícitas y deben garantizar el acceso a una educación sexual integral como un derecho fundamental, permitiendo una implementación uniforme en todas las regiones. Además, debe proporcionar recursos y capacitación para que todos estos agentes educativos puedan llevar a cabo esta tarea de manera efectiva, contribuyendo al bienestar general de la infancia y adolescencia y de las personas adultas que las acompañan.

Suspenso en educación sexual

Cuando se les pregunta a las personas jóvenes sobre cuáles son los medios a través de los cuales reciben la información más adecuada sobre sexualidad, internet aparece en primer lugar (47,8 por ciento), seguido de las amistades (45,5 por ciento) aunque existe una sinergia entre estas dos fuentes, ya que, por regla general, se encuentra la información online y luego se contrasta la opinión con el grupo de iguales. Después, aparecen el profesorado (28 por ciento) y las familias, la madre (23,1 por ciento) y el padre (12,4 por ciento). Además, un 12,1 por ciento dice no haber recibido ningún tipo de información.[76] ¿En qué nos estamos equivocando? ¿Cómo hemos llegado a esta situación en la que un 30 por ciento de las personas adolescentes considera que la única fuente de información sexual que tiene a su alcance sea la pornografía?[77] ¿Por qué no consideran el hogar o la escuela como lugares a los que acudir para resolver sus dudas y dialogar sobre sus inquietudes respecto a la sexualidad?

A pesar de las recomendaciones internacionales para promover la educación sexual en la infancia y la adolescencia, en España nos encontramos con diferentes obstáculos institucionales y políticos que impiden su implementación efectiva en los centros escolares. La educación sexual se introdujo por primera vez en el sistema educativo español en 1990, con la

---

76. Fundación Española de Contracepción (2019), *Encuesta nacional sobre sexualidad y anticoncepción entre los jóvenes españoles (16-25 años)*, Fundación Española de Contracepción.

77. Sanjuán, C., y C. Moral (2020), *Op. cit.*, p. 65.

Ley Orgánica General del Sistema Educativo (LOGSE), que sustituyó a la Ley General de Educación (LGE) de 1970. La LOGSE incorporó la educación sexual a través de una metodología transversal, es decir, de modo que los contenidos no iban a formar parte de una asignatura específica, sino que debían estar presentes en todo el currículum educativo. Se incluyeron cuestiones como la importancia de educar contra las desigualdades de género, la revalorización de los cuidados, el valor de las diferencias, el conocimiento del cuerpo o la comunicación afectiva. Además, en secundaria, se introdujeron temas como los hábitos de higiene sexual o la anticoncepción.[78] En 2002, la Ley Orgánica de Calidad de la Educación (LOCE) eliminó la educación sexual del currículum educativo, aunque no llegó a implementarse debido a su pronta derogación. Cuatro años después, en 2006, con la Ley Orgánica de Educación (LOE) se volvieron a reintroducir contenidos relacionados con los derechos sexuales y reproductivos y se ampliaron los temas que se debían abordar, incluyendo la prevención de la violencia de género y el respeto a la diversidad sexual. Sin embargo, en 2013, otra nueva ley de educación, la Ley Orgánica para la Mejora de la Calidad Educativa (LOMCE), eliminó contenidos relacionados con la educación sexual, como la asignatura «Educación para la Ciudadanía y los Derechos Humanos», lo que supuso de nuevo un retroceso.[79] Este baile de leyes educativas da cuenta de la falta de consenso político y diálogo en torno a la educación sexual, lo que acaba

---

78. Calvo, S. (2021), «Educación sexual con enfoque de género en el currículo de la educación obligatoria en España: avances y situación actual», *Educatio Siglo XXI*, 39 (1), 281-304.

79. Organización de las Naciones Unidas para la Educación, la Ciencia y la Cultura (UNESCO) (2023), Educación integral en sexualidad [España].

repercutiendo negativamente tanto en el alumnado como en el profesorado.

En la actualidad, con la Ley Orgánica de Modificación de la Ley Orgánica de Educación (LOMLOE) de 2020 se ha vuelto a prestar más atención sobre cuestiones relacionadas con la educación sexual, al establecer que «los centros educativos deberán necesariamente incluir y justificar en su proyecto educativo las medidas que desarrollan para favorecer y formar en igualdad en todas las etapas educativas, incluyendo la educación para la eliminación de la violencia de género, el respeto por las identidades, culturas, sexualidades y su diversidad, y la participación activa para hacer realidad la igualdad».[80] Entre los objetivos de la educación primaria aparecen temas como valorar la higiene y la salud, aceptar el propio cuerpo y el de las demás personas, respetar las diferencias o desarrollar capacidades afectivas en todos los ámbitos de la personalidad, así como una actitud contraria a la violencia, los prejuicios de cualquier tipo y los estereotipos sexistas. Entre los objetivos de la educación secundaria, además de los anteriores, se menciona el de conocer y valorar la dimensión humana de la sexualidad en toda su diversidad. La ley habla también de fomentar de manera transversal «la educación para la salud, incluida la afectivo-sexual, la formación estética, la igualdad de género y el respeto mutuo y la cooperación entre iguales».[81] Sin embargo, en ningún momento se establece un currículo obligatorio a nivel nacional para esta materia.

En este sentido, la noción de transversalidad es problemá-

---

80. España (2020), Ley Orgánica 3/2020, de 29 de diciembre, por la que se modifica la Ley Orgánica 2/2006, de 3 de mayo, de Educación. *Boletín Oficial del Estado* (340), 122868-122953.

81. *Ibid.*

tica e insuficiente, porque permite la educación sexual, pero no la garantiza.[82] Lo que se propone es incluir una serie de contenidos de forma general, sin definir con claridad ni los contextos formales en los que se deben desarrollar ni las estrategias para revisar su aplicación, por lo que «la abstracción se convierte en rasgo dominante».[83] La transversalidad funciona como una especie de engaño: se les dice a los centros educativos que tienen que abordar determinados contenidos, pero no cómo hacerlo de forma específica en cada asignatura, cómo coordinarlos entre las distintas asignaturas, cómo adaptarlos a las distintas edades o cómo evaluarlos. Tampoco incluye una formación concreta para que el profesorado pueda abordar estos temas, por lo que muchas veces nadie quiere encargarse de esta tarea. Al final, la responsabilidad se deja en manos de los centros educativos, por lo que solo aquellos que tienen un interés particular por la educación sexual la acaban implementando realmente.

Las personas jóvenes creen que la educación sexual que se imparte en los centros escolares es insuficiente porque: 1) llega tarde, 2) es escasa, 3) tiene poca continuidad, 4) está mal tratada, y 5) no se actualiza cuando de verdad se precisa.[84] Se quejan de que reproduce una perspectiva biologicista y centrada en la prevención de riesgos, lo que deja fuera esferas que consideran importantes, como el autoconocimiento, la diver-

---

82. Lameiras, M., M. V. Carrera y Y. Rodríguez (2016), «Caso abierto: la educación sexual en España, una asignatura pendiente», en V. Gavidia (coord.), *Los ocho ámbitos de la Educación para la Salud en la escuela*, Tirant Humanidades, pp. 197-210.

83. Calvo, S., y C. Martínez (19 de junio de 2023), «La educación sexual en su laberinto», *Ctxc. Contexto y Acción*.

84. Fundación Española de Contracepción (2019), *op. cit.*

sidad sexual, la inteligencia emocional, las relaciones interpersonales y afectivas, la presión social o cómo desenvolverse en los entornos digitales. Por tanto, nos están pidiendo una educación sexual que contemple los aspectos positivos y placenteros de la sexualidad y herramientas para manejar los conflictos que se pueden desencadenar en su vida cotidiana, y no que las personas adultas les inculquemos nuestros miedos. También nos reprochan que, en muchas ocasiones, la educación sexual que reciben se reduce a charlas puntuales, cuando existen evidencias de que estas intervenciones aisladas no consiguen la misma efectividad que los programas que se integran en el currículo escolar a lo largo de todas las etapas.[85] En este sentido, es problemático que solo para un 21 por ciento la formación sobre educación sexual que han recibido en sus centros educativos les ha resultado satisfactoria. Para un 42,2 por ciento, solo les sirvió en parte, pero no fue válida para contestar a todas sus preguntas, curiosidades e intereses, lo que significa que siguieron con dudas y expectativas que tuvieron que resolver de otra forma.[86] Tenemos que tener en cuenta que, si no atendemos a sus necesidades reales, nuestras intervenciones no serán significativas, ni efectivas. Hace falta reformular las estrategias para incluir un enfoque más integral, que considere tanto la prevención como el desarrollo personal y emocional y que les permita participar activamente en sus aprendizajes.

¿Y qué pasa con las familias? Muchas no fomentan un ambiente de comunicación abierta sobre temas de sexualidad, lo

---

85. Barriuso-Ortega, S., D. Heras-Sevilla y M. Fernández-Hawrylak (2022), «Análisis de programas de educación sexual para adolescentes en España y otros países», *Revista Electrónica Educare*, 26 (2), 329-349.
86. Ballester, L., y C. Orte (2019), *op. cit.*, p. 27.

que puede hacer que las personas menores se sientan incómodas o avergonzadas al plantear sus dudas. Además, cuando las conversaciones se producen, quizá perciban que sus familiares no tienen una información adecuada y actualizada sobre temas de sexualidad, lo que disminuye su confianza en los conocimientos que podrían recibir. También temen que se les juzgue o recibir una reacción negativa si comparten sus inquietudes sexuales, en especial si sienten que sus preguntas podrían ser malinterpretadas o desaprobadas. Estas barreras hacen que las familias aparezcan como última opción para hablar sobre sexualidad y que solo se acuda a ellas en caso de emergencia o en situaciones límite.[87]

Por otro lado, las familias suelen reconocer que hablar con sus hijos e hijas sobre sexualidad es algo fundamental para que puedan afrontar situaciones relacionadas con sus propias vivencias sexuales de manera informada y segura. Creen que estas conversaciones ayudarán a prevenir comportamientos de riesgo y a promover una comprensión saludable de la sexualidad y, sin embargo, la mayoría no inicia estas conversaciones debido a varias barreras. Algunas sienten que no tienen suficientes conocimientos o recursos para abordar el tema de forma adecuada. También se destaca que la incomodidad personal o la vergüenza al hablar sobre sexualidad dificulta iniciar el diálogo o que determinadas normas culturales y las diferencias generacionales pueden influir en que el tema no se aborde como se debe.[88] Otras familias destacan el temor a fomentar comportamientos sexuales, ya que sigue

---

87. Fundación Española de Contracepción (2019), *op. cit.*

88. Wilson, E. K., B. T. Dalberth, H. P. Koo y J. C. Gard (2010), «Parents' perspectives on talking to preteenage children about sex», *Perspectives on Sexual and Reproductive Health*, 42(1), 56-63.

vigente el miedo a que hablar sobre sexo pueda incitar a las personas menores a experimentar sexualmente antes de estar preparadas, idea que ha sido muy cuestionada por diferentes estudios que más bien dicen lo contrario: la información prepara para tomar decisiones informadas y responsables sobre futuras actividades sexuales.[89] En este sentido, es fundamental que las familias tengan los recursos necesarios para poder superar estos obstáculos y abordar la educación sexual en casa. Por un lado, para ejercer su rol fundamental como referentes significativos de aprendizaje y, por otro, para poder llenar los vacíos que aún siguen existiendo en la educación formal.

Los diferentes agentes implicados en la educación de la infancia y la adolescencia no pueden seguir delegando en los demás la tarea de ofrecer una buena educación sexual. Si esta tarea no se lleva a cabo de una forma coordinada y efectiva para ofrecer conocimientos, habilidades y valores que posibiliten un desarrollo sexual positivo y saludable, buscarán otros medios no fiables y poco realistas para obtener la información que necesitan y saciar la curiosidad que les despierta la sexualidad, entre ellos la pornografía. Las personas jóvenes tienen claro este hecho, ya que el 60,4 por ciento defiende que la educación sexual es fundamental para para evitar los efectos negativos del consumo de pornografía y que, por tanto, debería ser siempre previa al consumo de porno.[90] Escuchemos esta demanda y pongámonos manos a la obra.

---

89. American Academy of Pediatrics (19 de junio de 2020), «Making healthy decisions about sex», *Healthy Children.org.*

90. Gómez-Miguel, A., S. Kuric y A. Sanmartín (2023), *op. cit.*, p. 87.

Algunas pautas básicas para hacer educación sexual

Como ya se ha señalado, generar una atmósfera positiva hacia la sexualidad y educar sin que dominen los miedos y los peligros es el primer paso para contribuir al bienestar de la infancia y la adolescencia. Al abordar la sexualidad desde un enfoque positivo y basado en el conocimiento científico, se erradican creencias erróneas y mitos culturales que pueden generar miedos e inseguridades. También se facilita que puedan tomar decisiones más informadas y responsables sobre su sexualidad, lo que reduce las conductas de riesgo y promueve las relaciones saludables e igualitarias, basadas en el respeto mutuo, la comunicación, los cuidados propios y de las demás personas, el consentimiento y la empatía. Se fomenta así un empoderamiento personal y colectivo porque se intentan mejorar las capacidades individuales y promover un cambio estructural que beneficie a toda la comunidad. Por un lado, se proporcionan las herramientas necesarias para que cada persona se sienta cómoda con su cuerpo y su sexualidad, al mismo tiempo que se ayuda a comprender y aceptar la diversidad sexual y a detectar desigualdades sociales con el fin de transformarlas. Esto afecta de forma directa a la autoestima y contribuye a crear un entorno donde las personas puedan disfrutar de su sexualidad sin discriminaciones ni violencias.

	Enfoque positivo	Enfoque basado en el miedo
Objetivo:	Informar, dotar de herramientas y contribuir al bienestar.	Prevenir riesgos y contar «lo que no se debe hacer».
Resultado previsto:	Decisiones informadas y responsables.	Evitar conductas sin entenderlas necesariamente.
Efectos:	⇨ Erradica creencias erróneas. ⇨ Mejora la autoestima, la autonomía, el placer, la comunicación, el buen trato. ⇨ Promueve la diversidad, la igualdad y el respeto.	⇨ Genera sensación de inseguridad y puede producir emociones como culpa, miedo, vergüenza... ⇨ Puede perpetuar estigmas y una mirada normativa sobre la sexualidad.

Por otro lado, no podemos olvidar que, si las personas adultas educamos con el ejemplo, además de proyectar esta actitud positiva hacia la sexualidad tendremos que ser conscientes de nuestros comportamientos y fomentar en la vida cotidiana valores como el respeto, la igualdad, la diversidad, la comunicación o la responsabilidad. Cómo resolvemos los problemas, manejamos los conflictos, expresamos nuestras emociones o tratamos a otras personas influirá en las actitudes que replicarán la infancia y la adolescencia. En este sentido, es importante que lo que decimos y lo que hacemos tenga cierta coherencia. De poco sirve criticar los roles de género si constantemente los reproducimos en el día a día, o decirles que su cuerpo es suyo y que no tienen que hacer cosas que no les gusten y, después, obligarles a dar besos o practicar otras muestras de afecto cuando no lo deseen. Para fomentar relaciones basadas en los buenos tratos lo primero que tenemos que hacer las personas adultas es tratar bien a la infancia y las personas adolescentes y tratarnos bien entre nosotras, algo que sabemos que con frecuencia no sucede.

También se ha hablado de la importancia de fomentar el diálogo como eje central de la educación sexual, por lo que generar un ambiente de confianza donde se pueda hablar de cualquier asunto con naturalidad va a ser fundamental. Una manera efectiva de iniciar estas conversaciones implica considerar: 1) ¿Qué saben sobre el tema?, ya que ayuda a revisar ideas previas; 2) ¿Qué quieren saber?, para indagar en sus intereses, curiosidades y motivaciones; y 3) ¿Qué deberían saber?, porque si nos anticipamos y explicamos lo que puede ocurrir antes de que suceda, podremos evitar muchas preocupaciones y miedos. Es necesario ofrecer conocimientos y habilidades, siempre adaptadas a la edad, para que puedan comprender y manejarse con los diferentes procesos corporales, identitarios, emocionales o relacionales que van a experimentar. Ten presente que obtener información antes de que la necesiten aporta seguridad y confianza y permite tomar decisiones con libertad y desde el conocimiento en el futuro.

Para favorecer la comunicación y evitar malentendidos es necesario responder siempre a las preguntas, explicando las dudas de manera clara y concisa. Si no sabemos muy bien hasta dónde podemos llegar con nuestras explicaciones, podemos ser breves y preguntar: ¿responde esto a tus dudas? Si nos dicen que no, podemos ampliar la información dejándonos guiar por sus intereses. También puede suceder que no sepamos cómo resolver el interrogante, o que en ese momento no nos sintamos capaces de abordar el tema con la seguridad que nos gustaría. En estas situaciones, podemos pedir un tiempo para solucionarlo, buscar información o pensar bien la forma en que vamos a responder. Esto no significa escabullirse de contestar, sino que se va a retomar la conversación en otro momento. Admitir que no sabemos la respuesta es otra forma de educar en la honestidad y la transparencia, valores fundamentales que deben incorporar en su propia vida, y permite aliviar la ansiedad por tener que saberlo todo en el momento, ayudándoles a entender que el aprendizaje es un proceso continuo. En estos casos, se puede proponer buscar las respuestas de forma conjunta, lo que fomenta la investigación y el pensamiento crítico y fortalece las relaciones de confianza y el respeto mutuo.

Nuestra actitud también va a ser fundamental, así que no es apropiado reírse, ridiculizar o mostrar enfado. Es necesario valorar la curiosidad, agradecer la confianza depositada para hablar del tema, expresar cariño y dejar claro que estamos ahí para ayudar. A su vez, debemos practicar la sinceridad en nuestras respuestas, porque mentir no está bien y somos sus referentes. Si mentimos, enseñamos que está permitido mentir. Además, cuando descubran que no somos una fuente de información fiable, la buscarán en otra parte. Otro aspecto relevante es compartir lo que sabemos o lo que pensamos, sin transmitir prejuicios y sin juzgar, porque vamos a favorecer la comprensión y la empatía, haciendo que la infancia y la adolescencia se sientan valoradas. Practicar la escucha activa también va a ser esencial porque nos va a ayudar a conocer sus intereses y formas de entender las cosas, mientras proporcionamos otro aprendizaje básico: hay que entender diferentes perspectivas, lo que facilita la resolución de conflictos. También reforzaremos la idea de que hay que reconocer y validar las emociones propias y de las demás personas, ayudándoles a desarrollar la compasión y la capacidad de autorregulación. Tampoco podemos limitarnos a responder a las preguntas, porque quizá nunca se formulen. No todas las personas satisfacemos nuestra curiosidad de la misma forma. Por eso, la mejor opción es promover las conversaciones a partir de situaciones cotidianas, como hacemos con otros temas, aprovechando los contenidos audiovisuales que consumimos en el día a día, lo que observamos por la calle o algún acontecimiento ocurrido esa semana en la escuela. También podemos utilizar las preguntas para hablar de otros temas que no aparezcan de forma natural. Por ejemplo, si nos preguntan por el coito, podríamos aprovechar la ocasión para contar cosas sobre los placeres, los deseos o el consentimiento. Asimismo, debemos tener en cuenta que nuestras intervenciones educativas no tienen que estar enfocadas en resolver preguntas de una forma cerrada, sino en posibilitar que encuentren sus propias respuestas.

Si queremos fomentar el pensamiento crítico en la infancia y adolescencia, tendremos que practicar el cuestionamiento activo, con preguntas abiertas y reflexivas, que les ayuden a evaluar las situaciones desde múltiples perspectivas. Además, respecto a la información que reciben de las TRIC, deberemos animar a cuestionarla, a contrastarla, a que no se crean todo lo que ven y escuchan, a seleccionar aquello que les haga sentir bien y a descartar el resto. Es importante ayudarles a diferenciar las fuentes fiables de las que no lo son, y que nos ofrezcamos como las personas en las que pueden confiar para hablar de cualquier tema que les genere curiosidad, les preocupe o necesiten cotejar.

Otra cuestión fundamental es ofrecer modelos de identificación variados, para que puedan apreciar la diversidad humana y su propia singularidad, eligiendo aquello que mejor les encaje con sus deseos, gustos o preferencias. También que tengan a su disposición diferentes recursos como libros, películas o series que ofrezcan información fiable para resolver sus dudas o problemas. Estos materiales son muy valiosos porque pueden ser un punto de partida para abordar temas de manera accesible y adaptada a cada edad, y hacen que las personas adultas sintamos más seguridad para hablar del tema. Además, los recursos audiovisuales facilitan explicar conceptos abstractos o complejos de una forma en la que se puedan entender mejor.

Finalmente, para abordar la educación sexual es importante ser conscientes de nuestra mochila personal e identificar nuestras propias limitaciones, miedos o vergüenzas. Solo así podremos trabajar para superarlas. Ser conscientes de nuestras carencias nos motiva a buscar información adicional y recursos educativos que puedan complementar nuestro conocimiento, asegurando así que proporcionamos una educación sexual completa y equilibrada. Además, aprender a comunicarlas es otra forma de educar. Respetar nuestros procesos y expresar nuestras dificultades también es enseñar a conocerse y a respetarse. Si lo piensas bien, no tiene ningún sentido que escondamos cómo somos y luego les pidamos a la infancia y a las personas adolescentes que se acepten y se quieran tal y como son. Aquí, de nuevo, somos referentes, y mostrarnos vulnerables les permite ver que es habitual experimentar dificultades y emociones complejas, lo que contribuye a que puedan comprender mejor sus propias emociones y aprendan a manejarlas de una forma más adecuada.

SEGUNDA PARTE

ABORDAR EL PORNO DESDE LA EDUCACIÓN SEXUAL

4

Hablemos de porno

CÓMO INICIAR ESTA CONVERSACIÓN NECESARIA

Las primeras conversaciones que tengamos sobre sexualidad con las personas menores a las que acompañamos no deberían ser sobre pornografía, aunque el tema nos preocupe, porque si lo planteamos de esta forma podríamos mandar un mensaje equivocado. Si nuestro acercamiento a la educación sexual se hace solo a través de la pornografía, aunque sea para revisarla, se podría interpretar que este tipo de representaciones tienen más importancia de la que tienen en realidad o que son más relevantes de lo que verdaderamente son. Lo ideal sería hablar de sexualidad en general desde una perspectiva positiva y, entre estas conversaciones, incluir el tema específico de la pornografía. Si es posible, adelantándonos a su consumo. Lo más probable es que no vengan a decirnos que han visto porno, por lo que nos tocará iniciar el diálogo. Es importante que no evitemos charlar sobre este tema porque, cuanto antes lo hagamos, antes comenzarán a tener una actitud crítica frente a los contenidos pornográficos a los que van a estar expuestas. Recuerda que, como se expresa en el proyecto The Porn

Conversation, la peor conversación que una persona adulta de confianza puede tener sobre pornografía es no tener ninguna conversación.[91]

La manera en la que iniciamos el diálogo va a ser crucial para el desarrollo del mismo. Hacerlo con frases del tipo «tenemos que hablar» resulta del todo contraproducente, porque este tipo de expresiones están asociadas a conversaciones serias y problemáticas que generan malestar y rechazo. Ten en cuenta que el objetivo no es incomodar ni intimidar, sino conseguir crear un ambiente de confianza y apertura, donde las personas menores se sientan cómodas para expresarse sin sentir que están siendo juzgadas. Las preguntas directas, cuando se obvia el contexto, tampoco suelen funcionar. Recientemente, el Gobierno español ha lanzado una campaña en vídeo titulada «Vamos a hablar de pornografía», cuyo objetivo es concienciar sobre la importancia de hablar sobre el tema en casa y en los espacios educativos. En uno de los casos que se ponen como ejemplo, un padre espera en el coche a la salida del colegio mientras escucha en la radio el siguiente titular: «El 90 por ciento de padres y madres cree que sus hijos e hijas no ven pornografía». Pone cara pensativa y al entrar su hijo y su hija en el coche, antes de que se hayan sentado bien y abrochado el cinturón, les pregunta: «Eh, chicos, ¿vosotros habéis visto porno?»; a lo que contestan con cara de susto: «Para

---

91. El proyecto The Porn Conversation, creado por Erika Lust y Pablo Dobner, proporciona herramientas para ayudar a familias y docentes a hablar con jóvenes sobre pornografía y sexualidad. Ofrece una serie de guías educativas adaptadas a diferentes edades (de 8-11 años, de 12-15 años y +16 años) y diferentes recursos en varios idiomas. Tiene por objetivo facilitar una alfabetización pornográfica que permita a la infancia y adolescencia entender críticamente el contenido pornográfico que consumen y desarrollar relaciones saludables basadas en el respeto y el consentimiento.

nada».[92] En este sentido, debemos conseguir que no parezca que les estamos sometiendo a un interrogatorio ni transmitirles que están haciendo algo incorrecto, porque así solo conseguiremos que nos mientan o se pongan a la defensiva. Es esencial elegir momentos que permitan tranquilidad, disponer de un tiempo sin interrupciones y hablar en lugares que favorezcan la privacidad y la confianza. Otra cuestión importante es que no nos planteemos nuestras intervenciones en este ámbito como una única conversación en la que se va a resolver todo. Es mejor optar por fomentar el diálogo de manera más informal y continua, porque esto va a ayudar a reducir la tensión y a permitir que sientan menos presión. Los monólogos adultos que se producen una sola vez no sirven de mucho. Los tonos serios, solemnes o de enfado, tampoco. También es preferible que las conversaciones se produzcan a solas, sin personas que puedan disminuir el nivel de intimidad. Si las personas menores a las que acompañas tienen edades distintas, es básico mantener estas conversaciones por separado, para poder adaptar el diálogo al nivel de desarrollo.

¿Y cómo introducimos el tema? Una buena opción es hablar con naturalidad y en primera persona. Por ejemplo, «No sé si a ti te ha pasado alguna vez, pero a mí me salta publicidad de pornografía todo el rato cuando navego por internet...»; o «He estado pensando en cómo tener la pornografía tan accesible puede influir en nuestra percepción de las relaciones...». También podemos usar frases que traten de normalizar y desculpabilizar la situación, como «Ya sé que hoy en día es casi imposible no acabar accediendo a porno...». A partir de aquí, si la otra persona responde con una actitud receptiva, es fun-

---

92. Ministerio de Igualdad (2024), *Vamos a hablar de pornografía* [Campaña institucional], Gobierno de España.

damental que mostremos interés por lo que sabe, por lo que opina y por las experiencias que ha tenido, lo cual nos va a ayudar a adaptarnos mejor a la realidad de su conocimiento. También es esencial que valoremos y agradezcamos su disposición para hablar y que generemos confianza dejando claro que la conversación es privada y que no la vamos a compartir con nadie. Por el contrario, si cuando decidimos sacar el tema, la conversación no progresa demasiado, tenemos que respetar la situación y mostrar comprensión. Es importante que no nos frustremos si la respuesta no es la que esperábamos y en vez de interés recibimos indiferencia, incomodidad o silencio. Debemos aceptar que las conversaciones sobre pornografía pueden ser breves y unidireccionales. Esto puede hacernos sentir que no logramos nuestro objetivo, pero aun así vale la pena el esfuerzo porque ya habremos conseguido transmitir un mensaje importante: que estamos disponibles para hablar y profundizar más en el tema siempre que lo necesiten.

Si confirmamos que han visto porno, enfadarse no es lo correcto, ni ayuda a alcanzar ningún objetivo. Tenemos que actuar desde la tranquilidad y la calma. Podemos preguntar qué situaciones han observado, qué piensan sobre ellas y cómo le han hecho sentir, creando un espacio de comunicación seguro en el que las personas menores se sientan cómodas y libres para compartir sus respuestas. Hay que evitar juzgarles y condenar el hecho en sí, ya que pueden cerrar la puerta a compartir sus experiencias y a futuras conversaciones. Es fundamental intentar huir de frases del estilo: «¿cómo se te ocurre ver eso?», «¿cómo has podido acceder a ese tipo de contenidos?», «¿quién te lo ha enseñado?», o, «¡no me puedo creer que lo hayas hecho!». Recuerda que se trata de acompañar, no de culpabilizar. Así, es importante dejar claro que la conversación va a estar libre de juicios, por ejemplo, con frases como: «No estoy aquí para juzgarte por tu curiosidad, sino para apoyarte. Me interesa lo que ves para que podamos charlar sobre ello y compartir dudas y sentimientos. Me importa tu seguridad y que estés bien».

En nuestras conversaciones sobre pornografía, no debemos limitarnos a afirmar simplemente que «la pornografía es mala», ya que el tema requiere explicaciones más detalladas e ideas coherentes sobre lo que deseamos comunicar. En los próximos capítulos encontrarás diversos argumentos que te ayudarán a respaldar y dar credibilidad a tus palabras. De entrada, debemos explicar que la mayoría de la pornografía que van a encontrar de manera gratuita en internet no es realista y, por tanto, no es una buena vía para informarse sobre la sexualidad. Lo que nos interesa es que las personas menores a las que acompañamos puedan ser críticas con los contenidos pornográficos. Tampoco resulta muy productivo decir que la pornografía «siempre es igual», «carece de interés» o «es aburrida», porque las personas adolescentes tienen una experiencia del todo diferente. Por un lado, les permite ver una amplia gama de prácticas sexuales que no observarán en otros productos audiovisuales, lo cual despierta su interés y curiosidad. Por esta razón recurren al porno con frecuencia. Si lo considerasen aburrido, verían o harían otras cosas. Por otro lado, para muchas personas adolescentes, la pornografía facilita la masturbación, una actividad placentera y, en muchos casos, la única práctica sexual que realizan con regularidad.

En este sentido, debemos tener cuidado de no transmitir, sin querer hacerlo, la idea de que la masturbación es algo malo, recuperando así mitos del pasado que provocaban temores, vergüenza y culpabilidad. La masturbación es una práctica natural y saludable, que se puede llevar a cabo de forma voluntaria a cualquier edad. Está relacionada con el autoconocimiento y ayuda a las personas a conocer mejor su cuerpo y sus preferencias sexuales, lo que puede mejorar la satisfacción en las relaciones sexuales. Además, puede aliviar el estrés, mejorar el estado de ánimo y facilitar la relajación. De igual forma, no masturbarse es una opción tan buena, natural y saludable como sí hacerlo, dependiendo de las preferencias personales y circunstancias individuales. Al tratar el tema de la masturbación, también es importante incluir la perspectiva de género, ya que la masturbación masculina suele ser promovida y valorada positivamente en la sociedad, mientras que la masturbación femenina permanece más oculta e invisibilizada, y se enfrenta a críticas negativas que generan un mayor sentimiento de culpa y vergüenza, en especial durante la infancia y la adolescencia.

Cuando, a partir de ciertas edades, se empieza a usar la pornografía con fines masturbatorios, las personas adolescentes pueden manifestarnos durante estas conversaciones que les gusta verla, y no podemos ponernos en su contra. Pero debemos recalcar que lo que ven representado no refleja la realidad del sexo en la vida real. Tienen que entender el porno como cualquier otra ficción que consuman: se puede disfrutar de las películas de asesinatos y no convertirse en un asesino en serie, o ver series de superhéroes y no saltar por la ventana porque creamos que tenemos la capacidad de volar. También es importante que presten atención a cómo se sienten al ver pornografía, cómo les hace vivir su sexualidad, su cuerpo, su identidad o sus relaciones, con el objetivo de que dejen de observar aquello que les genere malestar. Asimismo, podemos ofrecer una mirada crítica sobre cómo la industria pornográfica perpetúa estereotipos de género al mostrar a las mujeres como objetos sexuales y normalizar conductas agresivas y violentas en el contexto sexual, o que tomen conciencia acerca de cómo dicha industria genera miles de millones cada año a partir de prácticas explotadoras que carecen de regulaciones adecuadas para proteger a las personas que trabajan en ella.

LA ALFABETIZACIÓN PORNOGRÁFICA: DESPERTAR LA MIRADA CRÍTICA

Según la UNESCO, la alfabetización mediática e informacional (AMI) es un conjunto de competencias esenciales que capacitan a las personas para acceder, analizar, interpretar, comprender, evaluar, utilizar, crear y difundir información y contenido multimedia de manera crítica, ética y creativa.[93] De esta manera, la presenta como una herramienta esencial para enfrentar los retos del siglo XXI, tales como la proliferación de la desinformación, las cámaras de eco o los discursos de odio, y que permite a las personas tener una actitud crítica ante la información que reciben. La AMI integra tres áreas educativas: 1) la educación mediática, que permite una lectura crítica de los mensajes mediáticos; 2) la educación digital, que facilita el desarrollo de competencias técnicas para el uso crítico de plataformas digitales y redes sociales; y 3) la adquisición de habilidades informativas, que ayudan a evaluar la veracidad y fiabilidad de la información y a manejarla de forma ética y efectiva.

Siguiendo las premisas de la alfabetización mediática e informacional, surge el concepto de «alfabetización pornográfica» para referirse a la capacitación para examinar críticamente y comprender las imágenes sexuales que muestra la pornogra-

---

93. UNESCO «Alfabetización mediática e informacional», *Unesco.org*.

fía.[94] Su objetivo es mitigar los efectos negativos que la pornografía puede tener en las percepciones y comportamientos sexuales de las personas. Por un lado, les enseña a analizar y cuestionar el contenido pornográfico, ayudándolas a distinguir entre las representaciones ficticias y la realidad de las relaciones sexuales saludables. Esto puede prevenir la interiorización de expectativas poco realistas sobre el sexo, los cuerpos y las relaciones. Por otro lado, al proporcionar herramientas para entender mejor el contenido sexualmente explícito, la alfabetización pornográfica actúa como una forma de reducción de daños porque busca disminuir la probabilidad de que se imiten los comportamientos de riesgo observados en el porno, desde las prácticas sexuales inseguras hasta las actitudes violentas. Asimismo, intenta facilitar un espacio de reflexión sobre cómo la pornografía influye en la sociedad y en la propia vida de las personas, para que puedan tomar decisiones basadas en sus propios valores y no en las presiones externas que se deriven de sus contenidos.[95] Emily Rothman, profesora de la Facultad de Salud Pública de la Universidad de Boston que ha desarrollado diferentes programas de alfabetización pornográfica, sostiene que educar a las personas adolescentes en el consumo consciente y crítico de la pornografía es fundamental para reducir la violencia sexual y fomentar una comprensión más saludable de los roles de género y las relaciones sexuales basadas en el consentimiento y el respeto.[96]

94. Hutchings, N. (2017), «Porn literacy: Raising sexually intelligent young people», *Journal of Sexual Medicine*, 14(4b), e292.

95. DeFur, K. (2014), *Porn, porn, everywhere!: A values clarification lesson for young adults* [Programa educativo], The Center for Sex Education.

96. Rothman, E. F. (2019), *How porn changes the way teens think about sex* [Vídeo], *conferencias TED*.

Así pues, ofrecer esta lente crítica sobre la pornografía es una forma de proteger a las personas menores para que puedan tener una vida sexual más segura y satisfactoria, y desarrollar relaciones más equitativas y respetuosas. La alfabetización pornográfica debería formar parte, en consecuencia, de los contenidos de la educación sexual para ayudar a las personas adolescentes a comprender, de un modo más informado y crítico, el contenido sexual al que están expuestas.

Para examinar qué aspectos del consumo de pornografía son preocupantes y ofrecer recursos adecuados desde la educación sexual que contrarresten las ideas equivocadas acerca de la sexualidad a partir del porno, podemos formularnos preguntas como las siguientes:

¿Qué han visto? ¿Qué han entendido y qué no? ¿Qué piensan sobre ello?

Estas preguntas ayudan a identificar el nivel de exposición y comprensión que tienen sobre la pornografía, al margen de la edad. Permiten evaluar qué aspectos del contenido han captado su atención, qué mensajes o ideas han interiorizado y cuáles necesitan aclaración o corrección.

¿Cómo les ha hecho sentirse antes, durante y después del visionado?

Explorar las emociones asociadas con el consumo de pornografía es crucial para entender su impacto psicológico. Esta pregunta ayuda a las personas jóvenes a reconocer y verbalizar sus sentimientos, ya sean de curiosidad, excitación, placer, incomodidad, vergüenza o culpa. Y será el momento de ofrecerles apoyo emocional y discutir sobre cómo gestionar sentimientos complejos.

¿Qué les ha gustado? ¿Qué les ha sorprendido?

Identificar lo que les gusta o sorprende en la pornografía puede revelar sus intereses y expectativas sobre el sexo. Estas preguntas permiten explorar por qué ciertos elementos son atractivos o inesperados, lo que puede abrir una discusión sobre las diferencias entre la representación pornográfica del sexo y las experiencias reales.

¿Hay algo que les haya generado alguna duda o pregunta?

Fomentar la expresión de dudas es esencial para una educación sexual efectiva. Esta pregunta anima a buscar aclaraciones sobre temas que no comprenden del todo, permitiéndonos abordar conceptos erróneos y proporcionar información precisa.

¿Hay algo que les haya generado incomodidad o confusión?

Esta pregunta ayuda a identificar elementos que causan incomodidad o confusión y es clave para discutir temas como el consentimiento, la violencia o los estereotipos de género que pueden estar presentes en la pornografía, ayudando así a las personas menores a desarrollar una visión crítica sobre lo que ven.

¿Piensan que lo que han visto se parece al sexo real?

¿En qué creen que se diferencia?

Estas preguntas promueven la reflexión sobre la discrepancia entre la representación pornográfica del sexo y las relaciones sexuales reales, y ayudan a desmitificar expectativas poco realistas. Se puede explicar que las personas que ven en escena son actrices y actores, que interpretan un guion y que las personas no tienen este tipo de sexo cuando no están trabajando. También ayuda a introducir las diferencias que existen entre el terreno de las fantasías y el terreno de las conductas en relación con la sexualidad, en las que se profundiza más adelante en este libro.

¿Creen que el porno puede afectar en sus relaciones con otras personas?

Reflexionar sobre cómo la pornografía puede influir en sus interacciones personales permite considerar el impacto que quizá esté teniendo el consumo en sus actitudes hacia el sexo y en sus expectativas en las relaciones. Esta discusión puede conducir a una mayor conciencia sobre la importancia de los buenos tratos en las relaciones reales.

Cuando el nivel de desarrollo de las personas jóvenes a las que acompañamos sea mayor y queramos fomentar una mirada crítica sobre la propia industria pornográfica, podemos partir de otras preguntas. La guía educativa *Cinco preguntas clave que pueden cambiar el mundo*,[97] un recurso centrado en la alfabetización mediática, propone cinco interrogantes fundamentales a partir de los cuales es posible desarrollar el pensamiento crítico con relación a los contenidos mediáticos, y que es aplicable específicamente al análisis de la pornografía.

¿Quién creó este mensaje?

Esta pregunta busca identificar la fuente del mensaje y comprender las posibles intenciones que hay detrás de su creación. Respecto al análisis de la pornografía *mainstream*, ayuda a entender que es un negocio multimillonario y que sus intenciones son comerciales, lo que permite desmitificar la idea de que la pornografía es una representación auténtica de la sexualidad. Por otro lado, identificar quiénes son los productores y distribuidores del contenido que proporcionan los *tubes* porno ayuda a identificar la mirada heteronormativa, machista, racista o capacitista que, en muchas ocasiones, hay detrás de los contenidos que se producen.

¿Qué técnicas creativas se usan para llamar mi atención?

Esta pregunta sirve para analizar el uso de elementos visuales, sonoros y lingüísticos que captan la atención del público. Respecto a la pornografía, ayuda a identificar cómo estos ele-

---

97. Share, J., T. Jolls y E. Thoman (2006), «Cinco preguntas clave que pueden cambiar el mundo: Actividades de clase para alfabetismo en medios», CML MediaLit Kit™.

mentos están diseñados para atraer y mantener el interés de las audiencias, lo que puede llevar a una mayor conciencia sobre cómo se manipulan sus percepciones y emociones. También es muy útil para introducir temas como la espectacularidad del porno y la identificación de los distintos efectos especiales que se usan para que las escenas resulten más atractivas. Esto incluye el uso de iluminación, edición, sonidos o ángulos de cámara específicos para intensificar las acciones y crear atmósferas más excitantes. Al entender estas técnicas, las personas jóvenes pueden empezar a ver la pornografía como un producto altamente editado y no como una representación fiel de la realidad. Asimismo, al discutir sobre cómo se utilizan estas técnicas para captar la atención, se puede destacar que muchas escenas son coreografiadas y no reflejan experiencias sexuales reales. Esto incluye la duración de las escenas, las reacciones exageradas de actrices y actores, o los cuerpos idealizados que no representan a la mayoría de las personas, lo que puede afectar a la autoimagen y a las expectativas sobre sus propias experiencias sexuales.

¿Cómo pueden diferentes personas entender este mensaje de manera distinta a como yo lo hago?

Esta pregunta fomenta la empatía y el reconocimiento de perspectivas diversas. Al considerar cómo diferentes personas pueden interpretar el mismo contenido de manera distinta, las personas jóvenes pueden reflexionar sobre cómo factores como la cultura, las experiencias personales y las creencias influyen en la percepción del contenido pornográfico.

¿Qué valores, estilos de vida y puntos de vista están representados u omitidos en este mensaje?

Esta pregunta examina los valores implícitos y explícitos en el contenido mediático, así como las perspectivas que están ausentes. Respecto a la pornografía es importante analizar qué valores y normas sobre el sexo y las relaciones son promovidos o ignorados. Esto incluye la forma en que se representan los roles de género, la diversidad sexual, el consentimiento, el respeto mutuo o el placer compartido. Explorar qué valores y estilos de vida se promueven o se ignoran en la pornografía permite identificar sesgos y estereotipos y puede llevar a discusiones sobre la representación (o falta de ella) de diversas identidades sexuales, étnicas y de género, así como sobre el impacto de estos mensajes en las expectativas sociales. También es una oportunidad para reflexionar acerca de si los valores que aparecen representados en el porno coinciden con los valores personales, e identificar de este modo incongruencias entre lo que consideran aceptable en la vida real y lo que se representa en el contenido pornográfico. Esto puede incluir temas como la violencia sexual o la falta de diversidad y, al tomar conciencia de ello, motivar a las personas jóvenes a buscar contenidos que estén más alineados con sus propios valores personales o a cuestionar por qué consumen contenido que no refleja sus creencias, fomentando así un consumo más consciente, responsable y ético.

¿Por qué se está enviando este mensaje?

Comprender el propósito que hay detrás de un mensaje ayuda a determinar su intención, ya sea informar, entretener, persuadir o vender algo. En el caso del porno, ayuda a entender su carácter masturbatorio, pero sobre todo económico, y cómo este último puede estar afectando a los contenidos que se distribuyen, a las percepciones de las personas que los consumen y a las normas sociales y actitudes hacia el sexo y las relaciones en general.

5

Lo que el porno cuenta sobre la sexualidad y lo que enseña la educación sexual

EL GUION SEXUAL PORNOGRÁFICO: GENITAL, COITOCÉNTRICO Y FINALISTA

Si le preguntamos a la pornografía *mainstream* qué es el sexo o cómo son las relaciones sexuales, ¿qué nos responde? Como ya se introdujo en el primer capítulo, el tipo de relatos que presenta se caracterizan por la simplificación psicológica de los personajes y por la baja calidad formal de guiones y tramas. Los vídeos cada vez son más cortos y en sus contenidos se reducen los procesos de seducción y diálogos, y las interacciones entre las personas que participan en ellos se limitan a las prácticas que realizan, omitiendo toda la parte comunicativa, afectiva y emocional. Además, a pesar de presentar una gran variedad de prácticas sexuales, al final se sigue un esquema similar, en donde la sexualidad parece estar centrada en lo genital, el coito y el orgasmo.

Mediante el zum característico del porno, los cuerpos quedan reducidos a penes, vaginas y anos (también bocas) que interactúan entre sí de diferentes formas. Es curioso que estos primeros planos que muestran los genitales de una forma tan explícita y detallada, y que son tan frecuentes en la industria, reciben en el argot pornográfico el nombre de *medical shot* ('plano médico'), lo que nos indica el gusto por un tipo de mirada casi clínica de lo genital, similar a la que tendría cualquier profesional de la ginecología o la urología.[98] En este sentido, debemos ser conscientes de que el único lugar al que podemos acudir a ver genitales en un primerísimo plano, sobre todo si están excitados, es a la pornografía y que este tipo de escenas puede generar mucha curiosidad entre las personas menores porque quieren saber cómo son los genitales, qué formas tienen y cómo se comportan. Muchas veces, para saber si los suyos están bien.

Respecto a este tema, en el ámbito de la educación sexual nos encontramos ante un dilema significativo. Las personas profesionales del sector enfrentamos una paradoja al crear materiales educativos, ya que en general evitamos incluir imágenes reales de genitales diversos. En su lugar, optamos por ilustraciones con un cierto aire naíf para evitar que nuestros recursos sean tachados de pornográficos y, por lo tanto, no aptos para el aprendizaje infantil. Esta precaución, motivada por el temor a la controversia, tiene consecuencias no deseadas. Al mostrar representaciones poco realistas de los genitales, no satisfacemos plenamente la curiosidad natural de las personas menores, quienes, como resultado de ello, acaban recurriendo al porno para obtener la información visual que les genera interés. Y ¿qué es lo que encuentran? Penes de grandes tamaños y vulvas con los labios recogidos y simétri-

---

98. Giménez, F. (2007), *¿Qué hacer después de la orgía? El destino de la imagen en la cultura contemporánea*, CNIDIAP.

cos y en su mayoría con ausencia de pelo, lo que no refleja en modo alguno la gran diversidad de formas, colores y tamaños que existen en la vida real. Estos estándares poco realistas pueden generar malestares si nos comparamos con lo que vemos en pantalla, y afectar así a la autoestima y generar inseguridades sobre el propio cuerpo.

En relación con este tema, se ha observado un aumento significativo en las intervenciones quirúrgicas destinadas a modificar la apariencia de los genitales, tanto en hombres como en mujeres, y si bien existen múltiples factores que contribuyen a esta tendencia creciente, el consumo de pornografía aparece como uno de los elementos que determina esta decisión.[99]

Por otro lado, una gran parte de las representaciones pornográficas reproducen un esquema narrativo muy concreto: el inicio suele consistir en la presentación superficial de los personajes, quienes rápidamente inician tocamientos, sexo oral, masturbaciones conjuntas, juegos de poder, etc. Después, se suele mostrar la penetración pene-vagina o pene-ano, la cual suele convertirse en la parte con más peso de la narración y, por tanto, es presentada como el acto principal y más importante del encuentro sexual. Estas penetraciones se llevan a cabo a través de diferentes posturas, muchas veces acrobáticas, que dependen más de las necesidades de hacer visible esta acción frente a la cámara que del propio placer o de las necesidades sexuales de las actrices y actores participantes.[100] Por

99. Pérez-García, L., y A. Almanzar-Curiel (2021), «Cirugía estética y motivaciones psicosociales: Hacia un estado de la cuestión y perspectivas de investigación», *Via Sapientiae*, 1(1), 1-25.

100. Un dato curioso sobre la influencia que tiene esta forma de representación pornográfica en el imaginario colectivo es que la depilación genital femenina se popularizó con el porno de los años noventa, y la intención era con-

su parte, el desenlace de los vídeos suele corresponderse con la eyaculación masculina, siempre visible y que suele ir a parar fuera del cuerpo de las actrices: sobre sus pechos, cara o boca. Este plano eyaculatorio recibe en la jerga pornográfica el nombre de *money shot* ('plano del dinero'), lo que viene a confirmar la centralidad del placer y el orgasmo masculino para la industria, cuestión en la que nos detendremos más adelante al revisar los modelos estereotipados de género que presenta. En este sentido, resulta problemático que, al concluir normalmente las escenas con la eyaculación masculina, puede dar la impresión de que es este el objetivo final de todo encuentro sexual.[101]

En cualquier caso, este guion, que reduce los encuentros eróticos a lo genital y a la penetración y cuyo desenlace es el orgasmo masculino, está muy arraigado en el imaginario colectivo y no es exclusivo de la pornografía. Los medios de comunicación y la cultura popular lo reproducen de manera constante a través de películas, series, programas de televisión

---

seguir una visión más epidérmica de la penetración. Básicamente, al haber ausencia de vello, la penetración puede filmarse mejor. Hoy en día, la depilación integral del pelo púbico está del todo normalizada, se ha convertido en una exigencia social y se relaciona con una cuestión de higiene.

101. ¿Sabías que la eyaculación masculina no ha sido representada siempre en la pornografía? La primera vez que apareció fue en el largometraje, de 1972, *Garganta profunda* (*Deep Throat*, en inglés), una de las películas más rentables de la historia del cine y que termina con un hombre eyaculando tras recibir una felación. Como explica Mark Hay en su artículo «Cumshots: la historia de las corridas finales en el cine porno» (2016), esta toma, en la que vemos la acción fusionada con imágenes de fuegos artificiales y campanas repicando, y que relaciona la eyaculación intencionadamente con el final de la escena, se iba a convertir a partir de entonces en el desenlace habitual de la mayoría de las ficciones pornográficas.

o *realities*, aunque sin tanta literalidad. A través de la educación sexual también se acaba reproduciendo este esquema a menudo, cuando nuestras intervenciones se centran solo en aspectos biológicos y reproductivos, y dejan de lado una visión más amplia sobre el placer, las emociones o las relaciones. Lógicamente, las personas adolescentes no viven ajenas a este imaginario y lo suelen presentar como la forma correcta de llevar a cabo una relación sexual. Cuando les preguntamos qué entienden por «sexo», la respuesta más frecuente suele ser «follar»,[102] y cuando profundizamos sobre qué es «follar», el esquema que reproducen se parece bastante al que representa la pornografía. En primer lugar, señalan que existe una serie de «preliminares» o «entremeses» (tocamientos, masturbaciones, sexo oral) que anteceden a lo que de verdad es el acto sexual: la penetración («el plato principal»). Además, se entiende que el fin último es llegar al orgasmo («el postre»). Se tiene así una visión de la sexualidad donde lo importante son los genitales, sus tamaños y funcionalidades, y donde el coito se convierte en el acto central y más importante de la actividad sexual, relegando otras formas de interacción sexual a un segundo plano o considerándolas «insuficientes» si no culminan en penetración. Todo esto limita las posibilidades de explorar otros modos de intimidad y placer y puede generar frustraciones y presión por cumplir con este modelo restrictivo.

Algo que también debemos tener en cuenta es que la pornografía *mainstream*, a pesar de mostrar este modelo sexual tan centrado en lo genital y en la penetración, se caracteriza

---

102. A veces también lo llaman «chingar», «culear», «frungir» o «hacer el delicioso». Este último término es fruto de los algoritmos que censuran el resto de las palabras en TikTok.

por la falta de uso de protección para llevar a cabo estas prácticas de forma segura. Si bien es cierto que la industria tiene sus propios controles, como el uso de métodos anticonceptivos en las actrices o las pruebas regulares de infecciones de transmisión sexual (ITS) de todas las personas que van a filmar las escenas, esto no se ve en la pantalla. No es frecuente que actores y actrices utilicen métodos visibles para evitar embarazos no deseados o la transmisión de ITS, como preservativos, barreras de látex o guantes. De esta forma, el mensaje que puede llegar, si no se tiene más información sobre el tema, es que el uso de protección es innecesario, superfluo o poco importante, lo que refuerza muchos mitos ya existentes en el imaginario colectivo.

Cuando se les pregunta a las personas jóvenes sobre el uso del preservativo, aparece una paradoja interesante. Por un lado, reconocen su importancia para mantener relaciones sexuales seguras. Sin embargo, persiste la percepción de que su uso disminuye el placer, resulta molesto o «corta el rollo» durante los encuentros eróticos. Esta contradicción se refleja en las estadísticas de uso, ya que el 46,1 por ciento de adolescentes no utiliza siempre métodos de protección, y el 13,7 por ciento no lo hace nunca o casi nunca.[103] Como resultado se observa un incremento de las ITS entre la población joven año tras año, que se atribuye a diversos factores, siendo la falta de información y el desconocimiendo sobre el tema algunos de los principales.

---

103. Sanjuán, C., y C. Moral (2020), *op. cit.*, p. 46.

¿Qué nos enseña la educación sexual?

⇨ Los genitales tienen formas, tamaños y colores diversos. Respecto a los penes, exhiben una gran gama de longitudes, grosores, curvaturas y coloraciones. Algunos pue-den tener el glande más o menos pronunciado, mientras que otros pueden presentar variaciones en la forma del prepucio. En cuanto a las vulvas, también muestran variabilidad en el tamaño y forma de los labios, el clítoris y la entrada vaginal. Los tonos de piel y la distribución del vello púbico también difieren considerablemente entre personas. Además, existen configuraciones genitales que no se ajustan a las clasificaciones binarias masculino/femenino. Las variaciones intersexuales pueden incluir genitales externos con apariencia combinada o intermedia, son parte natural de la diversidad humana y no constituyen en sí mismas un problema médico.

⇨ El pelo de los genitales está ahí para proteger. Ayuda a prevenir infecciones al actuar como barrera física, reduce la fricción en áreas sensibles y contribuye a regular la temperatura y humedad de la zona.

⇨ El sexo no tiene que ver solo con los genitales, aunque en la sociedad se nos mande constantemente este mensaje. Las sensaciones placenteras no se sienten solo en esta parte del cuerpo, sino en su totalidad. La piel es el órgano más grande del cuerpo humano y tiene la capacidad de proporcionar placer. Esto se debe a su función como órgano sensorial, ya que está repleta de terminaciones nerviosas que permiten experimentar diversas sensaciones, incluidas las relacionadas con el placer físico y sexual.

⇨ Llamamos «zonas erógenas» a las diferentes partes del cuerpo que al ser estimuladas pueden generar una respuesta de placer o excitación. Cada cuerpo tiene las suyas y se pueden descubrir mediante la exploración.

⇨ El sexo tampoco se reduce a la penetración, sino que existen muchas otras prácticas (el coito es una más) y cada persona tiene sus preferencias. Los placeres son plurales y son muchos los modos de conseguirlos. Romper con la idea de que la penetración es el único camino al placer sexual ayuda a ampliar las posibilidades de disfrute y reduce la presión asociada a ciertos actos sexuales.

⇨ El placer es algo que todas las personas merecen experimentar y disfrutar. Está relacionado con las sensaciones físicas agradables, las emociones positivas y el bienestar. Cada individuo experimenta el placer de manera única, por lo que solo cada persona puede saber qué le gusta y qué no, así como lo que siente y cómo lo vive. Las sensaciones personales son la mejor guía para identificar lo que le resulta placentero a cada cual.

⇨ El cerebro es el órgano que tiene mayor relación con el placer. Aunque las sensaciones placenteras pueden originarse en distintas partes del cuerpo (como la piel o las zonas erógenas), las distintas experiencias son procesadas, interpretadas y amplificadas por el cerebro. Por tanto, este es, en esencia, el centro de control del placer.

⇨ El placer no es solo físico, sino que también tiene una dimensión psicológica y está relacionado con factores como la tranquilidad, la seguridad, la confianza, la comunicación y los consensos.

⇨ La protección es esencial para la salud y el bienestar sexual, por lo que se necesita información práctica, accesible y sin prejuicios sobre los diferentes métodos anticonceptivos y los distintos medios de protección frente a las ITS. Esto incluye educación sobre su uso correcto, beneficios, limitaciones y cómo acceder a ellos.

⇨ Los preservativos son el método más completo y seguro para evitar tanto los embarazos no deseados como la propagación de ITS. Existen preservativos externos (pensados para los penes) y preservativos internos (pensados para las vaginas y el ano).

⇨ La comunicación abierta con las parejas sexuales sobre el uso de métodos anticonceptivos y la prevención de ITS es fundamental. La responsabilidad siempre debe ser compartida.

⇨ La protección contra ITS requiere de autocuidado (usar protección y realizarse pruebas diagnósticas periódicas) y de cuidado de los vínculos sexuales (informar a las personas con las que se han mantenido relaciones en caso de un diagnóstico positivo de ITS para que puedan revisarse y tratarse). Cualquier persona sexualmente activa puede contraer y transmitir una ITS, por lo que es clave hablar de manera abierta sobre ellas con las parejas sexuales, preguntar sobre las pruebas realizadas y buscar prácticas seguras. El abordaje de las ITS debe basarse en la información, la responsabilidad y la desestigmatización, evitando enfoques basados en el miedo, los juicios o la culpabilización.

DIVERSIFICACIÓN DE CONTENIDO, MISMO MODELO

Cuando accedemos a *tubes* porno, en general se observa una lista de categorías en el margen izquierdo de la página o en alguno de sus menús. Esta clasificación está diseñada para simplificar la exploración de material específico y ajustarse a los gustos particulares de las personas usuarias. Esta estructura facilita localizar con rapidez las escenas que les resulten más atractivas, optimizando así su experiencia de navegación. Los contenidos se suelen organizar a partir de dos criterios. Por un lado, se centran en describir rasgos sobre el cuerpo o identidad de las actrices, categorías a las que nos referiremos más adelante, y por otro, en ofrecer distintos tipos de prácticas sexuales que permiten explorar una gran variedad de fantasías sexuales. Conocer algunas de estas categorías es importante para acercarnos al imaginario pornográfico y poder abordarlo de una forma más precisa. Muchos de los términos utilizados en dichas categorías forman parte del vocabulario sexual de las personas adolescentes y suelen surgir en talleres de educación sexual. Además, algunos conceptos se han integrado en la cultura popular, trascendiendo el ámbito pornográfico. Por ejemplo, *Hentai* es una canción de Rosalía, o *Bukakke* es el término utilizado en algunas comunidades de videojuegos para describir la acción en la que un jugador está en el centro mientras otros le disparan.

A continuación, se explican las categorías más comunes, ordenadas alfabéticamente.

Amateur: contenido en el que las personas participantes no son profesionales dentro de la industria pornográfica o están empezando en ella. El estilo de grabación es más casero y menos elaborado, lo que da una mayor sensación de autenticidad y espontaneidad.

Anal: hace referencia a escenas o prácticas sexuales que involucran la penetración del ano con el pene, con juguetes sexuales o con dedos. En el porno *mainstream* heterosexual siempre son las mujeres las que son penetradas analmente, mientras que la penetración anal de los hombres sigue siendo un gran tabú. A veces, algunos vídeos proponen el sexo anal como alternativa al preservativo, destacando las cualidades aconceptivas de esta práctica, pero sin tener en cuenta el riesgo de transmisión de ITS.

BDSM: (Acrónimo de siglas que corresponden a las palabras Bondage, Disciplina, Dominación, Sumisión, Sadismo y Masoquismo). Estas prácticas se caracterizan por dinámicas de poder consensuadas entre las personas participantes, donde unas asumen roles dominantes y otras, roles sumisos. Las actividades pueden incluir prácticas como el *spanking* ('azotes'), *bondage* y *shibari* (ataduras y juegos de sumisión con cuerdas), restricciones físicas, inmovilizaciones, juegos de control y castigo, mordazas, cera corporal, pinzas corporales o collares de sumisión, entre otras. Es importante destacar que en el BDSM el consentimiento informado es fundamental y las prácticas se realizan bajo acuerdos claros entre las partes para garantizar la seguridad y el bienestar emocional de todas las personas involucradas. También hay que tener en cuenta que la comunidad BDSM destaca que el placer no surge del acto violento en sí o del dolor, sino del juego con los roles de poder. En el porno *mainstream* cuando se incluye BDSM se suelen mostrar roles de poder que perpetúan las jerarquías patriarcales, ya que suelen ser las mujeres quienes aparecen como sumisas y los hombres como dominantes. También se omite el previo consenso entre las partes durante la narración y, en ocasiones, las escenas BDSM son ofrecidas como si se tratase de violaciones o asociadas a esta categoría.

Blowjob: hace referencia a escenas de sexo oral practicado a un hombre. El término es una palabra en inglés que se ha popularizado globalmente, incluso en países de habla no inglesa, debido a la influencia del contenido porno online y el uso extendido del inglés en los títulos y descripciones de vídeos. En español, el equivalente sería «mamada» o «felación».

Bukkake: (Del japonés *bukkakeru*, que significa «arrojar agua o salpicar»). Es una práctica de sexo grupal y un género pornográfico en el que se representa cómo varios hombres eyaculan sobre una persona, normalmente una mujer. En los vídeos de *bukkake*, la persona receptora suele estar rodeada por un grupo de hombres que se masturban y eyaculan sobre su cara, cuerpo o boca. Esta práctica se enfoca sobre todo en la eyaculación múltiple y la humillación erótica,[104] aunque el contexto y la interpretación pueden variar según el contenido.

Creampie: (Término inglés que significa «pastel de crema»). Hace referencia a escenas en las que se eyacula dentro de la vagina o el ano y luego estos se abren para mostrar en primerísimo plano cómo el semen sale o gotea de la zona penetrada.

Cuckold: (Palabra inglesa que significa «cornudo»). Se refiere a una dinámica en la que un hombre (el *cuckold*) observa cómo su pareja, en general una mujer, tiene relaciones sexuales con otra persona, a menudo un hombre más dominante o con un físico imponente, y siente excitación y satisfacción con ello.

Doble penetración: práctica en la que una persona es penetrada por dos personas a la vez. Puede llevarse a cabo con el pene o con juguetes sexuales e incluye tres variantes: penetración vaginal doble (se introducen al mismo tiempo dos penes diferentes dentro de la misma vagina), penetración anal doble (lo mismo, pero en el ano), y doble penetración, vaginal y anal, simultáneamente.

---

104. Su origen se remonta a la era dinástica japonesa del siglo VII a. C. y se empleaba como un castigo sexual hacia las mujeres que habían cometido «delitos de infidelidad», por lo que tiene una fuerte connotación de humillación. En los años noventa, la pornografía japonesa recuperó esta práctica con la intención de mostrar escenas impactantes, a la vez que transgredía las leyes de censura niponas que prohibían mostrar imágenes de penetración. Finalmente, esta práctica se ha popularizado en la industria pornográfica a nivel global, convirtiéndose en una categoría específica.

Facial: término para referirse a escenas en las que un hombre eyacula sobre la cara de su pareja sexual. Esta práctica se popularizó con la pornografía de los años noventa hasta convertirse en una práctica emblemática del porno *mainstream*, donde las eyaculaciones en gran parte de sus narrativas van a parar a las caras de las actrices. Puede tener diferentes connotaciones según el contexto del vídeo: algunas escenas la presentan como un acto consensuado en el que ambas partes disfrutan, mientras que otras pueden tener matices de humillación erótica.

Felching: práctica sexual que consiste en succionar con la boca el semen de la vagina o el ano tras la realización de un *creampie* (eyaculación interna).

Fisting: práctica sexual que consiste en la introducción parcial o total de la mano en la vagina (*fisting* vaginal) o el ano (*fisting* anal).

Gang Bang: se refiere a escenas en las que una persona tiene relaciones sexuales con múltiples personas al mismo tiempo o de manera consecutiva. En el porno *mainstream,* por regla general, involucra a una mujer que es penetrada (vaginal, anal y bucalmente) por varios hombres, aunque también puede haber otras combinaciones. Es diferente a las orgías, donde todas las personas involucradas interactúan entre sí, porque la atención suele centrarse en una sola persona. La cantidad de participantes puede variar, aunque suele incluir un grupo considerable de personas (cinco o más).

Garganta profunda: es una práctica sexual que consiste en la introducción total del pene en la boca hasta llegar a la garganta, lo que puede producir un reflejo de arcada. Aparece como técnica de felación a partir de la película *Deep Throat* (*Garganta profunda*, en España), de 1972, que cuenta la historia de una joven que no consigue llegar al orgasmo, por lo que acude a un doctor que, al examinarla, descubre que tiene el clítoris en la garganta. El médico le recomienda que trate de estimularlo a través de la felación, para así lograr el placer que anhela. En la actualidad, este tipo de felación es muy frecuente en la pornografía, incluso hasta el punto de popularizarse expresiones como «sin arcada no hay mamada».

Handjob: hace referencia a la estimulación manual del pene por parte de otra persona, en general con el objetivo de inducir placer sexual, erección y, en la mayoría de los casos, llevar a la eyaculación. Es una forma de sexo sin penetración que involucra solo el uso de las manos para estimular los genitales masculinos. En español, el equivalente sería la categoría «paja», aunque el término *handjob* es muy conocido y utilizado en las webs porno más populares, debido a la predominancia del inglés en la industria.

Hentai: (Término japonés que significa «anormal» o «pervertido»). Es un subgénero de animación dentro del *anime* que muestra secuencias sexuales explícitas. Es muy variado en cuanto a las actividades eróticas y los personajes que participan ellas, ya que se somete a pocas restricciones al tratarse de dibujos animados. Así, explora más abiertamente la ciencia ficción y plantea situaciones que serían imposibles o poco comunes en la realidad. Abarca desde la representación de personajes muy jóvenes o de aspecto infantil, a criaturas fantásticas con órganos sexuales descontextualizados, de tamaños imposibles y capacidades inhumanas. También produce gran cantidad de materiales que contienen violencia extrema.

Juguetes sexuales: se refiere a escenas en las que se utilizan dispositivos o accesorios que han sido diseñados para aumentar el placer durante la actividad sexual: vibradores, dildos, anillos para el pene, bolas chinas, cuentas anales, succionadores de clítoris, masturbadores de pene, etc. Estos juguetes pueden ser usados por una o más personas y aparecer en una amplia variedad de contextos, desde escenas solitarias hasta interacciones en pareja o en grupo.

Masturbación femenina: esta etiqueta generalmente presenta contenido donde las mujeres se autoestimulan genitalmente con los dedos, juguetes sexuales u otros elementos cotidianos. También existe la categoría *fingering*, en la que se exhiben una mayor cantidad de escenas donde las mujeres son estimuladas manualmente por sus acompañantes sexuales.

Orgías: es un tipo de sexo grupal en el que las personas participantes interactúan de manera activa entre sí. Históricamente, el concepto de «orgía» tiene sus raíces en los rituales religiosos antiguos, como los cultos dionisiacos en la Grecia Clásica, donde se buscaba alcanzar un estado de éxtasis a través del sexo en grupo. En el porno las orgías se presentan como escenas intensas y visualmente impactantes debido a la cantidad de personas involucradas y la variedad de interacciones sexuales que ocurren al mismo tiempo.

Pissing: práctica erótica que consiste en orinar sobre otra persona. Por lo común, se conoce como «lluvia dorada». En ocasiones, se presenta en contextos relacionados con dinámicas de dominación y sumisión, donde la persona que recibe la orina asume un rol sumiso y de castigo.

POV: (Siglas de *Point Of View*, o 'punto de vista'). Se refiere a escenas filmadas desde la perspectiva del actor masculino de manera que simula lo que está viendo durante el encuentro sexual. El objetivo es crear la ilusión en el espectador de que está participando activamente en la escena. Esta forma de filmación ha ganado una gran popularidad debido a su capacidad para ofrecer una experiencia más inmersiva y realista.

Sexo en público: se refiere a escenas en las que los actos sexuales se realizan en lugares públicos o semipúblicos, como calles, parques, playas, baños públicos, ascensores, etc. El atractivo principal de esta categoría radica en el riesgo de que las personas participantes sean descubiertas, lo que añade un elemento de excitación y adrenalina para la audiencia.

Squirt: esta categoría muestra escenas donde una mujer expulsa líquido durante el orgasmo o una intensa excitación sexual. Es importante aclarar que el *squirting* y la eyaculación femenina son fenómenos distintos, aunque a menudo se confunden. El primero es la expulsión de un líquido abundante y claro, similar al agua que proviene principalmente de la vejiga. El segundo consiste en la liberación de un fluido blanquecino y espeso, producido por las glándulas parauretrales y almacenado en la próstata femenina, tras la estimulación de las mismas. Históricamente, ambos fenómenos han sido poco estudiados y comprendidos, lo que ha llevado a la invisibilización, vergüenza y autorrepresión en muchas mujeres. Desde hace unos años, el porno *mainstream* ha contribuido a popularizar el *squirting,* aunque a menudo de manera exagerada o poco realista. Sin embargo, también ha influido en la aceptación y normalización de estas prácticas tabúes.

Snowballing: (Palabra inglesa que significa «hacer una bola de nieve»). Práctica en la que se pasa de boca a boca semen a la pareja o a una tercera persona, tras realizar una felación con final eyaculatorio o un *felching*.

Swallow: (Palabra inglesa que significa «tragar»). Hace referencia a tragar el semen.

Tríos: se refiere a escenas en las que tres personas participan en un acto sexual de forma activa e incluyendo diversidad de prácticas. Las combinaciones más comunes de géneros en esta categoría son: dos mujeres y un hombre (MHM), dos hombres y una mujer (HMH), tres mujeres (MMM) o tres hombres (HHH), esta última exclusiva del porno gay.

Voyeur: (Palabra francesa que significa «mirón»). Se refiere a escenas en las que una persona observa a otra u otras manteniendo prácticas sexuales, sin que participe en la actividad observada. También hay materiales en los que se recrea la situación de intromisión a través de la cámara, colocadas en baños o dormitorios.

Todas estas categorías dan cuenta en la variedad de prácticas sexuales que pueden consumirse en la pornografía *mainstream* y que permiten a las personas usuarias explorar diferentes formas de sexualidad, más allá del coito tradicional. Sin embargo, a menudo, la mayoría de ellas sigue reproduciendo un modelo genital en el que la penetración aparece como acto principal y culminante del encuentro sexual y la eyaculación masculina suele marcar el clímax y el final del acto sexual. Esto refuerza ideas erróneas sobre la sexualidad, como que el sexo «completo» debe incluir necesariamente el coito o que el placer masculino es el objetivo principal de las relaciones sexuales. Además, a partir de estas categorías, también se reproducen prácticas de riesgo respecto a los embarazos no planificados y las ITS y se refuerza un modelo que normaliza estereotipos de género, como la sumisión femenina y la dominación masculina.

¿Qué nos enseña la educación sexual?

⇨ El objetivo de la educación sexual no es juzgar las prácticas sexuales, sino proporcionar una información objetiva y basada en datos científicos y derechos sexuales que permita a las personas tomar decisiones informadas sobre sus propias sexualidades. En este sentido, el enfoque no debe emitir juicios de valor sobre las prácticas sexuales que representa la pornografía, aunque no sean de nuestro gusto, para ofrecer un espacio en el que reflexionar sobre ellas desde una perspectiva crítica.

⇨ El respeto hacia las elecciones individuales, siempre que sean consensuadas y no impliquen daño a otras personas, es básico. Esto incluye reconocer que las preferencias sexuales son diversas y personales, pero también subrayar que deben estar libres de coerción o violencia.

⇨ Aunque no se juzguen las prácticas en sí mismas, sí es importante analizar cómo la pornografía puede distorsionar las expectativas sexuales, normalizar dinámicas desiguales o violentas y descontextualizar el sexo de aspectos como la comunicación y la afectividad.

⇨ Reflexionar sobre los riesgos que implican algunas de estas prácticas es clave para que las personas menores sean conscientes de ellos. También es básico hablar sobre la importancia del consentimiento en las relaciones sexuales, la autonomía corporal y el respeto de los límites individuales. Ninguna persona debe sentirse presionada a participar en prácticas con las que no se siente cómoda.

⇨ El sexo anal es una práctica placentera para algunas personas debido a las numerosas terminaciones nerviosas en la zona, pero requiere precauciones, como el uso de lubricantes, una estimulación previa, penetración progresiva y relajación del esfínter para evitar molestias o lesiones. Además, es importante respetar que no todas las personas disfrutan esta práctica y desmitificar prejuicios asociados, ya que puede ser parte de la sexualidad de cualquier persona, al margen de su género y orientación sexual.

⇨ El sexo sin protección con eyaculación interna vaginal conlleva riesgo de embarazos no planificados y de ITS. Asimismo, el sexo anal sin protección y el intercambio directo de fluidos corporales implica riesgos asociados con la transmisión de ITS.

⇨ Prácticas como las dobles penetraciones o el *fisting*, si no se realizan con suficiente lubricación y preparación corporal, pueden conllevar riesgos significativos de desgarros y otras complicaciones, como dolor intenso o hemorragias internas. Para realizarlas es necesario una dilatación paulatina y respetar los límites de cada cuerpo. Otras prácticas, como las felaciones profundas, pueden conllevar riesgos, provocar incomodidad o lesiones en la garganta, si no se realizan con cuidado. Asimismo, prácticas como los *gang bangs* o el BDSM deben realizarse siempre con consentimiento claro y mutuo y tomando todas las precauciones necesarias para garantizar la seguridad física y emocional de las personas involucradas.

⇨ Tanto la eyaculación femenina como el *squirting* son fenómenos naturales y no representan un problema de salud. Ninguno de los dos es necesario para el placer sexual, y su presencia o ausencia no determina la calidad de la experiencia sexual. Por esta razón, es importante no sentir vergüenza ni reprimirlos si se experimentan y también es fundamental no obsesionarse con ellos si no suceden.

⇨ El sexo en grupo requiere que se establezcan reglas claras antes de participar, para evitar malentendidos o situaciones incómodas. También se deben considerar las posibles implicaciones psicológicas, como celos, inseguridades o conflictos emocionales, que pueden surgir antes, durante o después de estas experiencias.

> ⇨ Para evitar infecciones y cuidar de la salud sexual, es básico tener una buena higiene genital y anal. También incluye la limpieza de juguetes sexuales si se quieren utilizar.
>
> ⇨ Fomentar una perspectiva integral del placer, que incluya la conexión emocional, el respeto mutuo y el disfrute compartido, ayuda a tomar decisiones responsables e incrementa la satisfacción sexual.

ROLES DE GÉNERO Y DESIGUALDAD

Los roles de género que se escenifican en la pornografía tienden a ser muy estereotipados y refuerzan dinámicas de poder desiguales entre hombres y mujeres. Además, se reproduce una mirada heteronormativa de la sexualidad, lo que implica la perpetuación de un conjunto de normas y expectativas sociales que privilegian la heterosexualidad como forma «natural» y deseable de orientación sexual. Este enfoque asume que el género es binario (hombre-masculino/mujer-femenino) y que las relaciones sexuales deben ocurrir entre personas de géneros opuestos, alineando el sexo biológico, la identidad de género y los roles de género en un esquema rígido y excluyente.

Los hombres que muestra la pornografía *mainstream* representan un tipo de masculinidad que se caracteriza por llevar la iniciativa, tener el control y dominar las situaciones sexuales. Encarnan así el arquetipo del «empotrador», una figura popular en el imaginario erótico contemporáneo que se caracteriza por tener una gran confianza sexual, penetrar con fuerza y vigor y manejar a sus parejas de forma dominante, sin que necesiten preguntar o negociar cada movimiento. Los hombres que cumplen con esta imagen son presentados por el imaginario colectivo como proveedores de un placer intenso, una pasión desenfrenada y un control total de la situación. En este sentido, se les asocia con una masculinidad tradicional, es decir, fuerte y segura de sí misma, donde los hombres toman la iniciativa y dominan físicamente a sus parejas sexuales. Además, su deseo se presenta como un impulso incontrolable y algo que siempre se debe satisfacer, sin importar las circunstancias. Esto perpetúa la idea errónea de que el impulso sexual masculino es tan fuerte que no puede ser contenido o negociado, y sirve para justificar comportamientos agresivos y violentos en el contexto sexual.

Los cuerpos de los hombres son representados como resistentes, incansables y siempre listos para el sexo, lo que crea expectativas poco realistas sobre el rendimiento sexual masculino. En muchas ocasiones predominan las imágenes de hombres con cuerpos musculosos y atléticos, lo que contribuye a generar un estándar corporal inalcanzable para muchos. Aunque si hay algo que se valora de los cuerpos masculinos, por encima de todo lo demás, es el tamaño y la funcionalidad de su pene, la duración de las erecciones y el control eyaculatorio. Es curioso, por ejemplo, que el rostro de los actores no aparece siempre frente a la cámara, lo que funciona como una estrategia para que los espectadores masculinos puedan imaginar que son ellos mismos los que están realizando la acción y puedan implicarse más en la ficción.[105] Entre todas las categorías

---

105. Este tipo de filmación se ve con mucha más claridad dentro del género POV, siglas de *Point of View* ('punto de vista'), que se caracteriza porque la cámara se coloca en el lugar del protagonista masculino, lo que permite que el espectador vea la escena desde su perspectiva, como si estuviera participando activamente en la acción sexual. De esta forma, puede sentirse más involucrado en la escena y crea una sensación más inmersiva y de participación directa.

que existen en el porno *mainstream* heterosexual para definir el cuerpo, en el caso de los hombres, solo se hace referencia al «pene grande», siendo uno de los grandes tabúes, precisamente, el pene pequeño o flácido.

Este pene siempre se muestra en posición erecta, ya que las elipsis narrativas y los distintos cortes temporales a través de la edición eliminan el estado natural del mismo, generando unas expectativas muy difíciles de cumplir respecto a la duración de las erecciones. Además, la lógica pornográfica introduce un nuevo estado del acto heterosexual en el que la literalidad del semen funciona como signo que da credibilidad al placer masculino, frente a la lógica sexual reproductora que ha indicado a lo largo de la historia que las eyaculaciones tienen que producirse en el interior de la vagina.[106] De esta forma, la mayor parte de las producciones audiovisuales terminan con eyaculaciones espectaculares, a menudo sobre el cuerpo de las mujeres, con el objetivo de confirmar el orgasmo masculino. Esta es la finalidad última de la pornografía: que el deseo, la excitación y el placer de los usuarios a los que está destinada sean satisfechos. Es significativo que al plano eyaculatorio se le denomine en la jerga pornográfica como *money shot* ('plano del dinero'), lo que viene a confirmar esta centralidad del placer y el orgasmo masculinos para la industria. En el porno, el semen se ve y sirve como cierre de gran parte de las producciones. Sin embargo, se omiten los diferentes artificios que, muchas veces, hay detrás de estas eyaculaciones abundantes y sorprendentes, como el semen artificial o los dispositivos para expulsarlo con fuerza.

De acuerdo con lo señalado, los hombres que representa

---

106. Williams, L. (1989), *Hard Core: Power, Pleasure, and the «Frenzy of the Visible»*, University of California Press, p. 101.

la pornografía *mainstream* tratan de poner en evidencia una «masculinidad hegemónica». Este concepto fue acuñado por la socióloga Raewyn Connell para referirse a la forma culturalmente dominante de masculinidad que legitima y refuerza el poder social de los hombres sobre las mujeres y otras formas de masculinidad. Connell sostiene que la «masculinidad hegemónica» no hace referencia solo al comportamiento individual, sino que es una estructura social que perpetúa las jerarquías de género, influyendo en cómo los hombres se relacionan tanto con las mujeres como con otros hombres. Representa una forma idealizada de masculinidad que sostiene la dominación masculina, a menudo caracterizada por rasgos como la dureza, la fuerza, la valentía, el riesgo, la competitividad, el rechazo a lo emocional, la heterosexualidad y la homofobia. En este sentido, la masculinidad hegemónica, además de jugar un papel importante en el mantenimiento de la desigualdad de género y justificar la subordinación de las mujeres, también implica una jerarquía entre los propios hombres, ya que otras formas de encarnar la masculinidad (homosexuales o no agresivas) son subordinadas o marginadas. Por el medio, también existen otras masculinidades cómplices a la hora de mantener este orden dominante sin necesidad de materializarlo de manera directa. Esto es así porque, al fin y al cabo, la masculinidad hegemónica se presenta como un ideal que pocos hombres pueden cumplir de forma completa: lo que hace más bien es servir como estándar normativo a partir del cual se juzga socialmente al conjunto de los hombres.[107] Por

---

107. Connell, R. W., y J. W. Messerschmidt (2005), «Hegemonic masculinity. Rethinking the concept», en *Gender & Society*, 19(6), 829-859. Connell, R. W. (2007), «La organización social de la masculinidad», en T. Valdés y J. Olavarría (eds.), *Masculinidad/es. Poder y crisis*, Ediciones de las mujeres, pp. 31-48.

ello, cuestionar esta estructura de poder va a ser fundamental para promover la igualdad de género, liberar a los hombres de expectativas perjudiciales para su bienestar psicológico y emocional, reducir la agresividad y las conductas violentas y facilitar una convivencia más positiva y una sociedad más inclusiva con la diversidad.

En contraposición a la masculinidad hegemónica, las mujeres aparecen representadas, en muchas ocasiones, a partir de una feminidad complaciente: como sujetos más pasivos, dóciles y sumisos, cuya principal función es estar al servicio del deseo y la mirada masculina. Suelen ser cosificadas y su principal finalidad parece ser la de satisfacer a sus acompañantes sexuales en escena y a los espectadores masculinos que también se presuponen al otro lado de la pantalla. Esto puede dar la sensación de que sus cuerpos no les pertenecen, sino que están ahí con una disponibilidad absoluta para complacer al otro. Este guion perpetúa la idea de que el deseo femenino es secundario, mientras que el deseo masculino es el que dirige la acción. Además, si en algún lugar podemos ver de una forma explícita a mujeres deseantes es en el porno. Por ejemplo, en los anuncios de algunas plataformas aparecen mujeres que interpelan de forma directa a los espectadores masculinos y les dicen todo lo que les gustaría hacer con ellos. Sin embargo, este deseo es al mismo tiempo sancionado, al igual que pasa socialmente, a través del insulto. Muchos contenidos se refieren a las mujeres que aparecen en ellos como «putas», «zorras» o «guarras». Esta dinámica está muy enraizada en una estructura machista que busca controlar y limitar la libertad sexual de las mujeres y que perpetúa la idea de que deben ajustarse a normas de comportamiento sexual más restrictivas que los hombres. El uso de estos términos para descalificar y humillar a las protagonistas de los vídeos, que se perciben como transgresoras de las normas del recato femenino, sirve al mismo tiempo como advertencia para el resto de las mujeres y les señala que si desafían los roles tradicionales y ejercen su libertad sexual serán castigadas públicamente.

El cuerpo de las mujeres que aparecen en escena es mucho más visible para la audiencia y existen numerosas categorías en las que es ofrecido a modo de catálogo. Una gran mayoría de los cuerpos siguen un canon de belleza específico: delgados, con algunos atributos exagerados (como pechos, caderas o glúteos), piel sin imperfecciones y depilación integral. De nuevo, vemos un ideal estético poco realista para muchas mujeres y que también refuerza una visión limitada de lo que debería ser lo deseable. Sin embargo, como explicaremos más adelante, existe una cierta diversidad corporal entre las mujeres cuya función es cubrir las diferentes preferencias sexuales de los posibles consumidores con el objetivo de maximizar el consumo.

La representación del placer femenino en la pornografía *mainstream* suele estar supeditado al de los hombres e interpretada en clave masculina. Ellas disfrutan haciendo largas felaciones y siendo penetradas de manera repetitiva, cuando sabemos que la penetración no es la práctica más placentera para una gran cantidad de mujeres. Según un estudio reciente sobre el orgasmo femenino, el 62,6 por ciento de las personas con vulva necesita una estimulación directa del glande del clítoris para alcanzar uno.[108] Sin embargo, las ficciones pornográficas no suelen poner de relieve el importante papel que tiene este órgano en el placer femenino. Por otro lado, una diferencia notable entre la representación del placer masculino y femenino va a radicar en la mayor dificultad de mostrar

---

108. Diversual (2022), *Estudio sobre el orgasmo femenino*, Diversual.

visualmente el orgasmo femenino. Mientras que el masculino se puede hacer explícito mediante la eyaculación, el femenino se exhibe de forma exagerada y estereotipada, enfocándose más en la actuación que en una experiencia realista. A menudo, se manifiesta a través de gritos y gemidos intensos, el arqueo de la espalda y expresiones faciales exageradas, lo que refuerza una imagen distorsionada de cómo las mujeres experimentan el clímax. Estas representaciones buscan más satisfacer las expectativas y el deseo del público, que reflejar la verdadera diversidad de experiencias del placer femenino. Además, en muchas escenas pornográficas, el orgasmo femenino está subordinado al orgasmo masculino, y se representa como algo que ocurre de forma simultánea o justo después de la eyaculación del hombre. Esto refuerza un modelo sexual donde el placer masculino es el fin último del encuentro sexual y, por tanto, punto culminante de la escena. En algunas producciones, se utiliza el *squirting* como una forma visual de mostrar el placer femenino, aunque esta práctica también puede ser exagerada o simulada para cumplir con las expectativas de las audiencias.

De acuerdo con lo anterior, la pornografía *mainstream* no solo está dirigida sobre todo al consumo masculino, sino que también refuerza un sistema patriarcal en el que las relaciones sexuales se estructuran en torno al deseo y el placer del hombre heterosexual, dejando poco espacio para una representación igualitaria o diversa de la sexualidad. Ofrece constantemente representaciones estereotipadas que, a base de repetirse, legitiman y normalizan un imaginario donde la sexualidad masculina es la protagonista y la sexualidad femenina aparece al servicio de esta, reforzando así las jerarquías de género que invaden la esfera social. El problema es que todas estas expectativas de género, basadas en roles estereotipados, pueden generar numerosos malentendidos en las relaciones sexuales. A través de estos relatos se nos está contando cómo deben comportarse los hombres y las mujeres en la intimidad y, sin una educación sexual que contraste estos mitos, todo esto puede afectar de forma negativa a la comunicación, la satisfacción y el bienestar emocional tanto de unos como de otras.

Por un lado, a ellos se les impone el estereotipo de ser «hipersexuales» y estar siempre listos para el sexo, lo que genera una presión constante por cumplir con un rendimiento sexual perfecto. Esto puede llevar a una presión excesiva sobre los hombres para demostrar su virilidad a través del sexo, incluso cuando no tienen ganas o no se sienten cómodos. La creencia de que «un hombre siempre está listo para el sexo» puede generar ansiedad por el desempeño y la sensación de que deben cumplir con este rol para ser considerados «verdaderos hombres». Además, puede llevar a evitar hablar de inseguridades o problemas sexuales por miedo a parecer inexpertos o «menos masculinos». Por otra parte, que se espere de ellos que siempre deban asumir un rol dominante y liderar la interacción sexual puede limitar su capacidad para expresar vulnerabilidad o necesidades emocionales. A su vez, se espera que adivinen lo que sus parejas quieren y que sean físicamente agresivos durante el sexo, lo que a menudo lleva a malentendidos y experiencias insatisfactorias si sus parejas no desean ese tipo de interacción.

En contraposición, las chicas tienen que enfrentarse al mito de ser pasivas, sumisas y complacientes en el sexo, lo que genera una desigualdad en términos de satisfacción sexual. Por un lado, se pueden sentir cohibidas para tomar la iniciativa o para expresar sus deseos por miedo a ser juzgadas como «poco femeninas» o «demasiado exigentes», o estigmatizadas como «putas» o «guarras». Como resultado, muchas chicas podrían sentirse avergonzadas de expresar sus preferencias y necesidades sexuales, lo cual afecta de manera negativa a la comunicación y puede resultar en experiencias menos placenteras para ellas. Además, esta pasividad esperada refuerza la idea de que el placer sexual femenino es secundario al masculino, lo que acaba normalizando la falsa creencia de que deben priorizar el placer de sus parejas masculinas sobre el propio, y esto genera sentimientos de frustración o culpa si no cumplen con dichas expectativas. Asimismo, están más expuestas a sufrir violencia sexual e, incluso, a no identificarla como tal, ya que se presenta como algo que es deseable por parte de las mujeres.

En el primer capítulo de la primera temporada de la serie *Euphoria* de HBO hay una escena clave para entender el impacto que tienen estos estereotipos de género y los malentendidos que llega a generar entre las personas jóvenes. Allí aparecen dos personajes (McKay y Cassie) besándose y excitados, y se dicen que se gustan. De repente, él se abalanza sobre ella y la coge del cuello, mientras ella dice: «¡McKay, para! ¡Para!». Entonces, se produce un corte en la narración y una voz en *off* advierte a la audiencia: «Tranquilos, esto no acaba en violación». Y se explica que «El planeta entero ve porno, esto es así. Si hoy mismo os metierais en los veinte vídeos más vistos de Pornhub, esto es básicamente lo que veríais». Entonces comienzan a aparecer una serie de imágenes pornográficas en las que se insulta a las mujeres, se las agarra del cuello y se les da órdenes a las que ellas responden obedientes. La voz en *off* dice: «Estas mierdas no pasan porque sí». Después se vuelve al momento donde se había detenido la escena y Cassie se levanta, empuja a Mckay y le dice que por qué la trata así. A lo que él pregunta: «¿Qué he hecho?»; y ella dice: «Joder, me estabas aplastando, no podía respirar». Él contesta: «Creí que te gustaba»; a lo que ella responde: «¿Por qué coño me iba a gustar?». En ese momento, Mckay se da cuenta del malentendido, le pide perdón y le dice que nunca le haría daño. Por su parte, Cassie le explica que se ha asustado, que no se lo esperaba y que no se lo haga más sin preguntarle antes o sin que ella se lo pida.[109] A través de esta escena, que se gestiona finalmente mediante la comunicación y poniendo en el centro en consentimiento, se puede ver la confusión a la que llevarían los roles estereotipados que presenta el porno *mainstream*. Aunque la intención por parte del chico no sea lastimar de ningún modo a su compañera sexual, la creencia de que ella disfrutará de una práctica que no ha sido consensuada genera incomodidad y malestar, haciéndola sentirse violentada. Además, se evidencian la desconexión entre las expectativas creadas por la pornografía y la realidad de las negociaciones que son necesarias para tener relaciones sexuales satisfactorias para ambas partes.

Por último, cabe destacar que resulta crucial reformular nuestra forma de abordar la pornografía, evitando así caer en generalizaciones simplistas sobre los géneros que, paradójicamente, acaban reforzando los estereotipos que intentamos superar. Debemos evitar afirmaciones categóricas como «todos los hombres disfrutan del contenido pornográfico, mientras que las mujeres lo rechazan uniformemente». Asimismo, es contraproducente retratar a las mujeres como meras víctimas sin agencia y a los hombres como potenciales agresores por defecto. Esta visión binaria y reduccionista no solo es inexacta, sino que también impide un debate productivo sobre el impacto social de la pornografía. En su lugar, es necesa-

---

109. Levinson, S. (guionista y director) (2019), *Euphoria* (temporada 1, episodio 1) [Serie de televisión], HBO.

rio adoptar un enfoque con más matices y que reconozca la diversidad de experiencias y actitudes hacia el porno dentro de cada género. Esto implica aceptar que tanto hombres como mujeres pueden tener reacciones variadas ante este tipo de contenidos, que van desde el disfrute hasta el rechazo, pasando por la indiferencia o la curiosidad. Además, es importante reconocer la capacidad de agencia de todas las personas, con independencia de su género, en la interacción con material sexual explícito. Al tratar este tema, es importante promover un análisis crítico que vaya más allá de los roles de género tradicionales y explore cómo la pornografía influye en las percepciones y comportamientos sexuales de manera compleja y multifacética. Este enfoque más equilibrado y reflexivo va a permitir enfrentar los desafíos planteados por la pornografía sin caer en la trampa de perpetuar los mismos estereotipos de género que buscamos desmantelar.

¿Qué nos enseña la educación sexual?

⇨ Desde edades tempranas, niños y niñas comienzan a construir sus identidades bajo la influencia de estereotipos que limitan sus elecciones, roles y oportunidades futuras. Por esta razón, es importante cuestionar los roles y expectativas diferenciadas que se imponen incluso antes del nacimiento, permitiendo que exploren intereses y habilidades sin restricciones basadas en su género.

⇨ También es necesario fomentar la igualdad de oportunidades, la aceptación de la diversidad y las relaciones basadas en el respeto mutuo, evitando dinámicas de poder desiguales entre géneros y comportamientos violentos.

⇨ Promover el pensamiento crítico para cuestionar las representaciones de género en los medios de comunicación, la cultura popular y las normas sociales ayuda a identificar y rechazar los estereotipos perjudiciales que afectan al desarrollo personal. También es útil examinar las alternativas: detectar modelos positivos e imaginar nuevas formas de ser hombres y mujeres fuera de los marcos tradicionales.

⇨ Para contrarrestar los discursos de la masculinidad hegemónica y promover una visión más inclusiva y equitativa de las masculinidades, es esencial mostrar que no existe una única forma válida de ser hombre. Las masculinidades son diversas y no deben estar limitadas por estereotipos como la dominación, la agresividad o la heterosexualidad obligatoria.

⇨ Si el patriarcado fomenta una identidad masculina basada en la negación de afectos, que dificulta las relaciones personales, es indispensable desafiar la represión emocional, enseñando a los chicos que expresar emociones como la tristeza, el miedo o la vulnerabilidad no los hace menos hombres, sino más humanos. A su vez, es bueno facilitar espacios seguros donde puedan mostrar sensibilidad y ternura y hablar sobre sus inseguridades, miedos y deseos, sin temor al juicio o la burla.

⇨ Abordar ideas erróneas sobre el cuerpo masculino, como asociar el valor personal al tamaño del pene o al desempeño sexual, contribuye a reducir presiones innecesarias. La presión por mantener una sexualidad activa y dominante puede causar mucha angustia psicológica y algunas dificultades sexuales.

⇨ Es necesario reflexionar sobre el patriarcado, analizando cómo los privilegios asociados a ser hombre perpetúan desigualdades y violencias hacia otros géneros y cuestionando las actitudes machistas que refuerzan jerarquías de género. Al mismo tiempo, es preciso evaluar las consecuencias negativas que también tiene para los chicos y cómo las normas rígidas de masculinidad que impone afectan a su bienestar emocional, social y físico.

⇨ La transformación de las masculinidades no es solo un proceso individual, sino colectivo. Por esta razón, ofrecer espacios para reflexionar colectivamente sobre la masculinidad es una estrategia poderosa para desmantelar estereotipos perjudiciales y construir una sociedad más justa e inclusiva.

⇨ Para contrarrestar los discursos que refuerzan roles de género opresivos con las chicas, es básico romper con el mandato de la pasividad femenina. Se debe trabajar en la idea de que las mujeres no tienen por qué ser sujetos pasivos en las relaciones sexuales y tienen derecho a expresar sus deseos, a tomar la iniciativa si así lo quieren y a reivindicar su placer.

⇨ Colectivamente, también hay que cuestionar la doble moral que sigue existiendo en torno a la sexualidad de las mujeres y que implica un juicio desigual hacia los comportamientos sexuales, ya que mientras los chicos suelen ser celebrados por su actividad sexual, las chicas son estigmatizadas. Esta dinámica limita su capacidad de expresar deseos sexuales o de tomar decisiones autónomas sobre sus cuerpos, además de generar sentimientos de culpa o vergüenza y dificultades para hablar sobre sus necesidades sexuales, lo que dificulta desarrollar una vida sexual satisfactoria. Como contrapartida hay que facilitar espacios seguros para que las chicas puedan explorar su sexualidad sin miedo a juicios sociales.

⇨ El deseo y el placer femeninos tienen que ser vistos como legítimos y autónomos, rompiendo así con los discursos que los invisibilizan o los subordinan al deseo y placer masculinos. En este sentido, es importante estimular el conocimiento del propio cuerpo, enseñando a las chicas a explorar y comprender su anatomía sexual, en especial el papel del clítoris. Además, hay que fomentar la responsabilidad sobre el propio disfrute, para que no dependan en exclusiva de sus parejas sexuales.

⇨ Tanto chicos como chicas tienen que poder comunicar sus necesidades, preferencias sexuales y límites personales, y escuchar y respetar las de sus acompañantes sexuales, lo que mejora las experiencias compartidas y reduce malentendidos.

> ⇨ La socialización diferencial juega un papel crucial en cómo se expresan las necesidades y se establecen los límites entre géneros. Las normas de la feminidad favorecen una actitud más complaciente e inducen a no expresar necesidades y a percibir los límites como algo negociable, hasta el punto de ceder en exceso. Por el contrario, las normas de la masculinidad enfatizan la autonomía, presentando los límites como algo no negociable, aunque sean egoístas e injustos. Además, se valora persuadir y convencer, es decir, presionar los límites femeninos, e incluso transgredirlos, justificándolo como acto de rebeldía. Esta dinámica refleja cómo los roles de género pueden influir en las interacciones personales y en la forma en que se manejan los propios límites y necesidades, así como los de las demás personas. También da cuenta de la importancia de fomentar una socialización más igualitaria que cuestione estos roles y promueva modelos de masculinidad y feminidad más flexibles.

LA DIVERSIDAD COMO FETICHE

En general, la pornografía *mainstream* se enfoca en mostrar cuerpos que cumplen con ideales corporales y estéticos específicos que, además, están muy marcados por el género, ya que las expectativas y presiones sociales hacia el cuerpo de hombres y mujeres son distintas. En el caso de los actores, la norma suelen ser los cuerpos musculosos, fuertes y jóvenes, con pene grande; mientras que, en el caso de las actrices, los cuerpos son delgados, tonificados y jóvenes, con algunos atributos exagerados, como los pechos, las caderas o los glúteos. En ambos casos, la depilación integral, en especial la eliminación completa del vello púbico, suele ser lo habitual, sobre todo entre las mujeres. De esta forma, la industria pornográfica contribuye, junto con otras como la industria de la cosmética, la moda, la publicidad, el cine o las redes sociales, a perpetuar unos ideales de belleza que tienen un impacto significativo en la autoestima y la aceptación corporal tanto de chicos como de chicas. La exposición a imágenes idealizadas fomenta comparaciones perjudiciales, lo que lleva a sentimientos de inferioridad y rechazo del propio cuerpo, fenómeno que se agrava por la falta de representación de cuerpos diversos.

Entre los contenidos de la pornografía *mainstream*, la diversidad corporal es relativa. Respecto a los cuerpos masculinos, el principal criterio de selección de los actores es el tamaño del pene, por lo que podemos encontrar una diversidad de cuerpos delgados, gordos o viejos, siempre y cuando sus genitales tengan grandes dimensiones. En cuanto a los cuerpos femeninos, se facilita cierta diversidad organizada en categorías específicas y que, a menudo, están marcadas por una lógica de fetichización. Esto significa que, aunque se incluyan diferentes tipologías de cuerpos, estas representaciones no necesariamente promueven la diversidad de una manera inclusiva o natural, sino que tienden a encasillar los cuerpos dentro de nichos específicos para satisfacer demandas particulares del público. Por ejemplo, entre las categorías porno encontramos términos como «Tetas grandes» o *«Big boobs»* (cuando lo escriben en inglés), pero también «Tetas pequeñas», «BBW» (acrónimo de *Big Beautiful Woman*, o 'mujeres grandes y hermosas'), *«Fitness»* (actrices con cuerpos musculosos) o *«Big ass»* ('culo grande'). También son frecuentes categorías como «Peludas»,[110] «Tatuadas» o «Embarazadas», o etiquetas que hacen referencia a la edad, como *«Teen»* ('adolescentes'), «Jovencitas», «MILF» (acrónimo de *Mother I´d Like to Fuck*; literalmente, 'madre a la que me gustaría follar'), «Maduras» o *«Granny»* ('abuela'). Aunque estas categorías permiten cierta visibilidad de cuerpos diversos, esta supuesta inclusión resulta problemática. En realidad, los cuerpos que se alejan del ideal hegemónico son presentados como algo fuera de lo común o inusual, convirtiéndolos en objetos de fascinación. Este enfoque, lejos de normalizar la diversidad corporal, refuerza su estatus de «otredad». Así, en lugar de integrar estos cuerpos diversos como parte del amplio espectro de la corporalidad humana, la industria pornográfica los reduce a fetiches o nichos específicos, lo que tiene el efecto contraproducente de acentuar su marginalización, en vez de promover una verdadera aceptación e inclusión.

Otra de estas clasificaciones presentes en la pornografía *mainstream* está vinculada con la raza, etnia o procedencia de las actrices. Así, encontramos categorías como «Árabes», «Asiáticas», «Pinay» (forma coloquial para referirse a las mujeres filipinas), «Negras» o «Latinas», que suelen reflejar dinámi-

---

110. Esta categoría es muy curiosa porque no hace referencia a que las mujeres que aparecen en escena puedan tener vello corporal en zonas como las axilas, las piernas u otras partes del cuerpo, sino en el pubis. En el imaginario pornográfico está tan normalizada la depilación genital que existe una categoría específica para mostrar como un fetiche el gusto o preferencia por el pelo en el pubis.

— 145 —

cas racistas dentro de la industria. De ellas, se desprende además un fuerte etnocentrismo, ya que, aunque no se explicita, el imaginario pornográfico asume los rasgos fenotípicos calificados «blancos» como los no marcados o neutros.[111] Lo blanco aparece como lo predeterminado, y las diferencias se señalan siempre de forma estereotipada. Por ejemplo, las mujeres asiáticas[112] suelen ser representadas a través de roles infantiles, con vestimentas típicas de colegialas, como seres dulces, sumisos y serviciales. Esto responde a una demanda global que fetichiza estas cualidades, reforzando así dinámicas de poder y fantasías coloniales. En muchas escenas aparecen acompañadas de hombres blancos, lo que no suele ocurrir casi nunca al revés. Es casi imposible encontrar emparejados a hombres chinos, japoneses o coreanos con mujeres blancas, ya que estos son considerados poco viriles desde la mirada occidental. Algo similar pasa con las mujeres filipinas, que son presentadas como exóticas, sumisas y sexualmente accesibles, reforzando así estereotipos raciales y de género. Las actrices suelen tener una complexión menuda y apariencia juvenil, lo que alimenta fantasías problemáticas relacionadas con la inocencia, la vulnerabilidad y la subordinación, además de reforzar dinámicas coloniales.

Por su parte, las mujeres árabes son representadas a través de una combinación de estereotipos culturales, religiosos y de

---

111. Gallardo, E. J., y C. Serrano (2010), «Panopticum eroticum digitale: taxonomías pornográficas en red», en R. Zafra (coord.), «X0y1#ensayos sobre género y ciberespacio», Briseño, 190-204, p. 193.

112. Ya que el término «mujeres asiáticas» es una generalización problemática por su ambigüedad geográfica y cultural me gustaría puntualizar que la categoría «asiáticas» hace referencia particularmente a mujeres de países de Asia Oriental como China, Corea o Japón.

género que reflejan fantasías occidentales marcadas por la exotización, la fetichización y dinámicas de poder problemáticas. Un elemento central y recurrente en estas producciones es el hiyab o velo islámico, que se emplea para hacer referencia a una «sexualidad árabe», mientras se cae en el error de mezclar etnicidad con afiliación religiosa. Es importante señalar que el hiyab no es identitario de las mujeres árabes, sino de las mujeres musulmanas que deciden llevarlo, sean árabes o europeas. Es un símbolo religioso, no étnico. Además, aparece como un elemento exótico y como un fetiche para la mirada occidental porque las mujeres musulmanas no mantienen relaciones sexuales cuando lo llevan puesto.[113] En muchas ocasiones, esta categoría está cargada de islamofobia y este elemento se utiliza para humillar, castigar o denigrar. Por ejemplo, es común ver escenas donde se eyacula sobre el velo, lo cual es ofensivo desde una perspectiva religiosa y cultural. Otro estereotipo recurrente es la supuesta sumisión de las mujeres musulmanas. Se las presenta con frecuencia como figuras obedientes y subordinadas a los hombres. Los escenarios típicos incluyen castigos por parte de hombres europeos, lo que perpetúa ideas colonialistas, o por «maridos musulmanes», reforzando prejuicios sobre el patriarcado en las sociedades árabes y la percepción de los hombres musulmanes como inherentemente machistas, opresores y agresivos con las mujeres. Estas representaciones no solo son inexactas, sino que también contribuyen a perpetuar estereotipos dañinos y visiones distorsionadas de las culturas árabe y musulmana.

Las mujeres negras tienen varias categorías que se refieren

---

113. Ferreira, M. (4 de febrero de 2024), «Porno con o sin "hiyab"», *El Confidencial.*

a ellas: «Negras», *«Black»* ('negro') o *«Ebony»* ('ébano'). En ellas, son con frecuencia mostradas como salvajes, hipersexuales y con un apetito sexual insaciable, un estigma que proviene de la esclavitud y la colonización y que se utilizaba para justificar la violencia sexual. Además, se las representa como exóticas, destacando su raza como un elemento central del deseo sexual. La cámara se suele recrear en mostrar de manera exagerada y con espectacularidad atributos físicos como las caderas, los glúteos o los senos, lo que refuerza su cosificación. En muchos casos, también se les asignan papeles asociados con la servidumbre o la sumisión, lo que refuerza narrativas racistas muy arraigadas en la sociedad. De manera similar, la categoría «Latinas» tiende a representar a las mujeres latinoamericanas como sensuales y apasionadas en extremo, «calientes», fogosas y juguetonas por naturaleza. Esta representación hipersexualizada no solo las cosifica, sino que también ignora la diversidad cultural y personal de las mujeres latinoamericanas. En ambos casos, estas categorizaciones reducen a las mujeres a estereotipos que perpetúan ideas racistas y sexistas que están muy arraigadas en la sociedad.

Por otro lado, si accedemos a la categoría «interracial», vemos que suele contener prácticas entre mujeres blancas y hombres negros. De esta forma, aunque en teoría podría ser una expresión de diversidad, en la práctica está muy marcada por estereotipos raciales, fetichización y dinámicas de poder que refuerzan prejuicios históricos y sociales. En estas producciones, los hombres negros son con frecuencia retratados de manera estereotipada, exagerando características físicas como el tamaño del pene y perpetuando mitos sobre una supuesta hipermasculinidad asociada a la agresividad y el salvajismo. Por otro lado, las mujeres blancas suelen ser presentadas como objetos de deseo y «víctimas» de esta sexualidad desenfrenada, lo que alimenta fantasías racistas sobre la «corrupción» de la «pureza» blanca.[114] De esta forma, el porno interracial no solo refleja prejuicios raciales existentes, sino que los amplifica. Además, esta discriminación en la representación pornográfica se traspasa también a la vida real: por ejemplo, las actrices blancas suelen recibir un pago adicional por participar en escenas interraciales, mientras que no sucede lo mismo con los actores negros.[115] En relación con esto, es necesario señalar que la industria pornográfica *mainstream* está dominada por hombres blancos en puestos de producción, dirección y distribución, lo que perpetúa una perspectiva de la sexualidad impregnada de jerarquías raciales y étnicas. En última instancia, este tipo de pornografía proyecta y recrea las fantasías y prejuicios que los hombres blancos tienen sobre las personas de otras razas y etnias.

Respecto a la diversidad sexual, en la pornografía *mainstream* podemos encontrar categorías referidas a la orientación («Lesbianas») y a la identidad de género («Trans»). Pero ambas representan de forma estereotipada a las mujeres a las que hacen referencia. Por un lado, la representación de las mujeres lesbianas está muy influenciada por una perspectiva masculina y heteronormativa, lo que genera una serie de problemáticas en torno a la autenticidad y la percepción de las relaciones lésbicas. El problema es que la categoría «Lesbianas» está diseñada sobre todo para satisfacer las fantasías sexuales de los hom-

---

114. Castellví, L. (19 de junio de 2020), «¿Qué nos enseña el porno sobre el racismo?», *La tribuna, El Español.*

115. Dickson, E. (10 de junio de 2020), «Racism in Porn Industry Under Scrutiny Amid Nationwide Protests», *Rolling Stone.*

bres heterosexuales y no de la comunidad lésbica. Las escenas suelen estar pensadas para excitar al espectador masculino que se presupone al otro lado de la cámara, por lo que se enfatizan prácticas visualmente atractivas, pero poco representativas del sexo lésbico real. Esto incluye cuerpos normativos, movimientos exagerados, orgasmos fingidos o uñas falsas que impiden una masturbación mutua efectiva. Es curioso que, en bastantes escenas, mientras las mujeres están practicando sexo, aparece un hombre que se acaba incorporando a la acción, algo que no tendría sentido en el sexo entre mujeres lesbianas. También se enfatiza el uso de dildos como una forma de mantener un elemento fálico, lo cual responde de nuevo a la mirada masculina y refuerza la idea de que el placer femenino depende del simbolismo del pene.[116] Lo que sucede al final es que, a través de todas estas narrativas, se distorsiona la idea de lesbianismo, que aparece representado como un simple «apetito transitorio», una «consecuencia del vicio, de la falta de un hombre-pene, de un impulso momentáneo o del aburrimiento sin más».[117] De esta forma, la pornografía *mainstream* contribuye a reproducir un discurso lesbófobo, presente en otros ámbitos sociales, y que perpetúa la discriminación y el estigma de las mujeres lesbianas.

También es necesario apuntar que las mujeres, en general, son representadas en el imaginario pornográfico como inherentemente bisexuales y es frecuente que tengan sexo tanto con hombres como con mujeres. Sin embargo, este enfoque

---

116. Webber, V. (2012), «Shades of gay: Performance of girl-on-girl pornography and mobile authenticities», *Sexualities*, 16(1-2), 217-235.

117. Ruiz-Román, P. (2008), «Una pornografía de ellas sin ellas: la representación de la sexualidad lesbiana en Internet», en L. Platero (coord.), *Lesbianas: discursos y representaciones*, Melusina, 213-232, pp. 223-224.

no refleja una exploración auténtica de la bisexualidad femenina ni tampoco una afirmación de identidad o diversidad sexual, sino que se utiliza como un recurso para satisfacer las fantasías masculinas heterosexuales. Escenarios comunes incluyen tríos con dos mujeres y un hombre, donde las interacciones entre las mujeres son diseñadas para excitar al espectador masculino, mientras que el hombre ocupa el centro de la dinámica sexual. Por el contrario, la representación de la bisexualidad masculina es poco frecuente. Aunque dos hombres compartan escena con una mujer, no suelen interactuar o mantener contacto físico entre sí, a menos que compartan una felación o una penetración. La pornografía *mainstream* se centra en reforzar una idea tradicional de masculinidad, donde el hombre heterosexual es el protagonista. La bisexualidad masculina, al implicar contacto entre hombres, se percibe como una amenaza para esta narrativa.

Si queremos encontrar relaciones sexuales entre hombres, debemos acudir al porno gay. La mayoría de los *tubes* más famosos en la industria del porno tienen sus versiones dedicadas a este tipo de contenido que, a su vez, está orientado a una audiencia homosexual masculina. Los contenidos que se muestran en estas webs comparten características en términos de producción y estilo con el porno hetero, como el énfasis en la penetración, la exageración de la realidad, los estándares físicos irreales, la falta de protección y cuidados o los roles de poder jerárquicos. De igual modo, se sigue reproduciendo una visión coitocéntrica y falocéntrica de la sexualidad, ya que el cuerpo de los actores y sus interacciones giran en torno el pene, sus dimensiones y sus penetraciones. Asimismo, se fomenta una imagen joven, hipermasculinizada y estereotipada de los hombres, quienes demuestran su virilidad a través de la exhibición de atributos físicos como la musculatura.

En este sentido, algunos estudios afirman que los hombres gais tienden a experimentar mayor insatisfacción corporal en comparación con los hombres heterosexuales debido a esta presión mediática y social.[118] La relación homosexual es mostrada como una dicotomía entre penetrar (rol activo) o ser penetrado (rol pasivo), y el cambio de roles durante las escenas no suele ser muy frecuente, lo que reproduce el mito de que estos roles son fijos e inmutables. Este tipo de narrativas reproducen roles de género binarios y estereotipados donde lo masculino se asocia con dominancia y lo femenino con sumisión. Además, la creencia de que ser activo es más deseable que ser pasivo, relacionada con ideas patriarcales que valoran más la dominación que la receptividad, puede llevar a discriminación dentro de la misma comunidad gay. Todas estas representaciones generan una visión limitada y reduccionista de la diversidad de las experiencias de los hombres gais.

Por otra parte, la representación de las personas trans en la pornografía *mainstream* se limita a las mujeres trans, ya que los hombres trans no suelen estar presentes, ni tampoco las personas no binarias. Con ellas se vuelve a repetir el mismo patrón que se ha visto con el resto de los cuerpos femeninos: en lugar de ser percibidas como personas con agencia y como parte de la diversidad humana, son reducidas a meros objetos de deseo exótico o «diferente» para satisfacer algunas fantasías específicas de hombres cisgénero heterosexuales. En algunas páginas la categoría que hace referencia a las mujeres trans es la de «Shemale», una expresión que combina las palabras inglesas *she* ('ella') y *male* ('hombre') y que funciona

---

118. Gleason, N. (2017), *The Effects of Pornography on Gay, Bisexual, and Queer Men's Body Image: An Experimental Study*, Minnesota State University.

como un insulto que desacredita sus identidades. Las formas de representación suelen ser estereotipadas. Nos encontramos con mujeres siempre hiperfeminizadas a través del maquillaje, los tacones, la depilación o los pechos grandes. Además, se hace una diferenciación entre «operadas», aquellas mujeres que se han sometido a una cirugía de reasignación genital, y «no operadas», donde la presencia del pene implica un comportamiento similar al de los penes del porno cisheterosexual: siempre erectos, con capacidad para penetrar y eyacular. Este imaginario es del todo reduccionista respecto a las múltiples y diversas realidades y vivencias de las personas trans, y contribuye tanto a su fetichización como a la perpetuación de estereotipos dañinos sobre sus identidades y sus cuerpos.

También me parece importante hacer alusión a los cuerpos con discapacidad y cómo están prácticamente ausentes de la pornografía *mainstream*, porque esta falta de representación refleja las normas capacitistas que dominan la industria y contribuye a su desexualización, reforzando así la percepción de que no son sujetos sexuales o deseables. En las escasas veces que encontramos algún contenido donde aparecen personas con una discapacidad, estas suelen ser representadas desde una perspectiva en la que el foco principal se pone en su discapacidad, de modo que son tratadas como objetos curiosos más que como individuos completos con agencia sexual. Este enfoque refuerza estereotipos dañinos como que las personas con discapacidad son «diferentes» o «raras» y cuya sexualidad constituye algo fuera de lo común. Además, asocia de manera errónea la discapacidad con la falta de capacidad para experimentar deseo y placer sexual, reforzando así prejuicios sociales que discriminan a las personas con discapacidad.

— 153 —

Si recogemos las diferentes ideas expuestas en este apartado, vemos que la pornografía presenta los cuerpos de las mujeres como si se tratase de un supermercado donde el espectador masculino elige a partir de categorías fetichizadas según sus preferencias personales. Este enfoque muestra a las mujeres como objetos sexuales diseñados para satisfacer las fantasías masculinas heteronormativas. Por otra parte, dentro de todas estas categorías que hacen referencia a los cuerpos que aparecen en escena, solo existen dos referidas al cuerpo de los hombres: una es «Penes grandes» y otras es «BBC» (acrónimo de *Big Black Cock*, es decir 'gran polla negra'), que perpetúa estereotipos racistas sobre los hombres negros. Esto también es problemático porque reduce a los hombres a una característica física específica, ignorando así aspectos más complejos de su identidad, como las emociones, la personalidad o las habilidades relacionales. Este proceso también los convierte en objetos al tratarlos como meros instrumentos sexuales.

De esta manera, podemos afirmar que la pornografía hegemónica, además de sexista y machista, es etnocentrista y racista, lesbófoba, bífoba, homófoba, tránsfoba y capacitista, como la sociedad que la crea y la consume. La diversidad está ahí, pero aparece representada desde una mirada que privilegia el deseo blanco, masculino y cisheterosexual y que fetichiza al resto de los sujetos, quienes aparecen como otorgadores inagotables de placer, pero sin derecho al mismo. Esto podría explicar la percepción que las personas jóvenes homosexuales y bisexuales tienen sobre este tipo de pornografía y a la que consideran «ajena, machista y sin referentes con los que identificarse».[119] Aunque la diversidad está presente, aparece desde

---

119. Sanjuán, C., y C. Moral (2020), *op. cit.*, p. 36.

una perspectiva que no respeta ni celebra esa diversidad como parte de la experiencia humana.

¿Qué nos enseña la educación sexual?

⇨ Para fomentar una relación más saludable con el cuerpo, es importante poner en valor la diversidad corporal, reforzando así la idea de que todos los cuerpos son válidos y deben ser respetados. Ni la belleza ni la salud están determinadas solo por el tamaño o la forma corporal. Identificar las fortalezas personales más allá de la apariencia física promueve una autoestima basada en habilidades, logros y valores.

⇨ Adelantarse a los cambios corporales que llegan con la pubertad y normalizarlos es básico para promover la aceptación corporal. Responder de forma positiva a preguntas comunes que la infancia y la adolescencia hacen sobre si su cuerpo «es normal» les ayuda a entender que no existe un estándar único de normalidad.

⇨ También es importante establecer acuerdos colectivos que prohíban hablar del cuerpo de otras personas, sobre todo con un lenguaje despectivo, y promover espacios donde las personas se sientan respetadas y cómodas. Facilitar discusiones abiertas sobre las inseguridades corporales, permitiendo que expresen sus preocupaciones sin temor al juicio, ayuda a vivir la corporalidad con menos angustia.

⇨ Mostrar ejemplos positivos que celebren los cuerpos diversos y fomenten una autoimagen saludable es fundamental, así como limitar las comparaciones dañinas con cuerpos idealizados y muchas veces modificados a través de retoques estéticos o digitalmente.

⇨ Trabajar la diversidad corporal con una perspectiva interseccional es una estrategia clave para contrarrestar la fetichización, promover una visión más inclusiva y respetuosa de la corporalidad y el deseo y comprender cómo el género, la raza, la orientación u otras dimensiones de la identidad influyen en las vivencias de la sexualidad.

⇨ También hay que prestar atención a cómo las estructuras de poder (racismo, colonialismo, gordofobia, homofobia, transfobia, bifobia, capacitismo) influyen en los estereotipos corporales y cómo se construyen las nociones de belleza y deseabilidad en función de normas eurocéntricas, cisheteronormativas y patriarcales, para poder cuestionarlas.

⇨ Incluir narrativas que visibilicen las experiencias de personas racializadas, gordas o con alguna discapacidad permite que estas vean sus experiencias reflejadas, reconocidas y validadas, dándoles poder sobre los discursos que tradicionalmente han sido controlados por otros. Además, puede ser una herramienta poderosa para fomentar el respeto y la empatía hacia estas corporalidades.

⇨ Para contrarrestar el imaginario sexual heteronormativo es necesario promover una visión inclusiva, crítica y diversa de la sexualidad, desafiando así los estereotipos y normas que perpetúan la heterosexualidad como única orientación legítima y los roles de género tradicionales.

⇨ La comunidad LGTBIQA+ es variada y engloba una amplia gama de personas, deseos y eróticas distintas. Por ello, resulta crucial reconocer y celebrar esta diversidad, así como dar visibilidad a orientaciones sexuales no heterosexuales, identidades de género diversas y diferentes tipos de familias, lo que contribuye a cultivar el respeto y a disminuir las actitudes discriminatorias.

⇨ También es esencial estimular el cuestionamiento de estereotipos de género y prejuicios heteronormativos que moldean las identidades, deseos y relaciones con el objetivo de construir una visión más autónoma y respetuosa sobre sus propias sexualidades y las de las demás personas.

⇨ Todas las personas tienen derecho al placer, como derecho humano universal que está desligado de jerarquías corporales e identitarias.

Simplificación de las relaciones y límites difusos del consentimiento

La pornografía *mainstream* simplifica las relaciones interpersonales de varias formas, sobre todo al reducirlas a interacciones puramente físicas y despojadas de componentes emocionales, comunicativos y/o afectivos. Las narrativas pornográficas están estructuradas para centrarse en el acto sexual, eliminando o minimizando así la seducción, la comunicación emocional o el desarrollo de una conexión íntima entre los personajes involucrados en la escena. Su objetivo es la representación gráfica del sexo, por lo que suele detenerse poco en los contextos en los que se producen los encuentros sexuales. Además, las historias no suelen estar muy elaboradas ni los personajes son demasiado profundos: vemos a personas que interactúan sexualmente, pero no sabemos cómo son, ni qué sienten, más allá de querer producir (con rapidez) y mantener (de manera constante) la excitación de la audiencia. La mayoría de las veces, las tramas son simples pretextos para llegar rapidamente a las escenas sexuales, porque lo que se busca es ofrecer una gratificación inmediata, no una experiencia cinematográfica.

Los diálogos también son escasos y no suelen incluir conversaciones sobre lo que les gustaría explorar o experimentar a los personajes o lo que les resulta excitante y les hace sentir cómodos y seguros. Tampoco hay diálogos acerca de cuáles son sus emociones o sus expectativas, miedos, dudas, preocupaciones o inseguridades. De esta forma, las personas protagonistas de las escenas son retratadas como máquinas sexuales, excitadas permanentemente y con una disponibilidad absoluta: siempre quieren sexo, sea en el lugar que sea y con quien sea. Siempre están preparadas y lubricadas, lo cual no refleja cómo funcionan el deseo y la excitación en la vida real.

Este modo de representación hace que los encuentros sexuales aparezcan asociados a ideas como la inmediatez y el fácil acceso y que las relaciones se muestren del todo descontextualizadas, ya que carecen de elementos fundamentales que suelen estar presentes en las relaciones de la vida real: la comunicación, los límites, los consensos, el afecto o las emociones. También hace problemática la idea de consentimiento: no se explicita el acuerdo voluntario, consciente y consensuado entre personas para participar en actividades sexuales y que es un elemento esencial en cualquier relación sexual, ya que garantiza que todas las partes involucradas están de acuerdo y se sienten cómodas con lo que está ocurriendo. Además, el consentimiento en un encuentro sexual puede ser verbal y no verbal.

El consentimiento verbal implica una afirmación explícita mediante palabras, ya sea para aceptar o rechazar una actividad sexual. Es la forma más clara y directa de expresar consentimiento porque no deja espacio para interpretaciones ambiguas y malentendidos. La falta de conversación en la pornografía dificulta este tipo de consentimiento. Entre los personajes no se suelen preguntar si les apetece hacer una cosa u otra, si se sienten cómodos o si se quiere seguir con lo que se está haciendo. Tampoco se facilita la comunicación sobre los límites de cada persona para asegurarse de que todas las partes estén en la misma sintonía.

El consentimiento no verbal se expresa a través de acciones, gestos o comportamientos que demuestran interés o aceptación. Este tipo de consentimiento sí que está más presente en las narrativas pornográficas porque lo que se muestra son cuerpos excitados a los que aparentemente les apetece hacer todo en todo momento. De esta forma, se asume que los personajes están dispuestos a participar sin necesidad de acuerdos verbales claros, lo que puede perpetuar ideas erróneas sobre cómo se establece el consentimiento en la vida real. En este sentido, hay que tener en cuenta que este tipo de consentimiento tiene sus limitaciones porque se presta a interpretaciones erróneas. El silencio, la pasividad o la ausencia de resistencia que a veces muestran los personajes femeninos no deben interpretarse como consentimiento. Otras veces, las señales no verbales de malestar que muestran son ignoradas por los personajes masculinos, quienes no parecen prestar atención a los diferentes cambios en el lenguaje corporal y se preocupan solo por su propio placer. Todas estas cuestiones normalizan dinámicas que contribuyen a una percepción distorsionada del consentimiento sexual.

Además, cuando alguno de los personajes muestra resistencia ante una propuesta sexual, acaba siendo convencido para, a continuación, excitarse y gozar de la actividad sexual. De esta forma, se naturaliza que la insistencia puede ser un método válido para conseguir que un «no» se acabe convirtiendo en un «sí». Esta dinámica aparece mucho más con hombres que acaban persuadiendo o presionando a mujeres, aunque, en ocasiones, también son ellas las que fuerzan situaciones para mantener relaciones sexuales. De cualquier modo, se trata de dinámicas conflictivas porque erotizan la resistencia, normalizan la coacción y, en general, refuerzan estereotipos de género perjudiciales, donde los hombres son retratados como dominantes y persistentes, mientras que las mujeres son vistas como objetos pasivos cuya negativa inicial es parte del guion. A su vez, como acabo de señalar, pueden tener implicaciones negativas en la percepción del consentimiento y reforzar la idea de que el «no» puede ser interpretado como un «sí» implícito.

La pornografía *mainstream* también erotiza escenas donde hay una clara asimetría de poder: profesores o jefes que quieren sexo con sus alumnas o empleadas y que lo acaban consiguiendo por la fuerza, bajo coacción o chantaje emocional, hasta que al final las mujeres acceden y, además, acaban disfrutando de la relación. Entre estos contenidos, hasta hace poco también se incluían relaciones entre padres e hijas. Sin embargo, en 2020, Pornhub prohibió cualquier contenido que represente el incesto, ya sea real o simulado. Xvídeos también lo incluye entre sus prohibiciones. Aun así, muchas categorías populares en ambas plataformas presentan títulos o temáticas que sugieren relaciones incestuosas, pero utilizan términos ambiguos como «padrastros» o «hermanastros». Un subgénero que ha experimentado un notable aumento en búsquedas y consumo en los últimos años es el de «madrastras», donde podemos ver estos roles de poder invertidos, ya que aparecen mujeres maduras que convencen a hombres jóvenes para tener sexo. Finalmente, ambas partes terminan también gozando del encuentro.

Respecto a este tipo de relaciones, donde existe una diferencia significativa de poder, es importante tener en cuenta que el consentimiento puede estar viciado por la presión implícita o explícita. Por ejemplo, entre jefes y empleadas o profesores y alumnas, la persona con menos poder puede sentir que no tiene opción real para negarse sin enfrentar consecuencias negativas. En el caso de padres, madres, hijas e hijos, el consentimiento es legalmente inválido debido al vínculo familiar y la protección contra los abusos intrafamiliares. Este tipo de relaciones está categorizado como «abuso sexual», con independencia del aparente acuerdo. La pornografía va a recrear todas estas fantasías de poder, autoridad o tabúes sociales desde una perspectiva ficticia. Sin embargo, estas representaciones son muy controvertidas porque pueden trivializar o romantizar relaciones abusivas o no consensuadas en contextos educativos, laborales y familiares.

Por otro lado, la pornografía también presenta como deseables prácticas sexuales en las que es imposible el consentimiento previo: sexo con mujeres borrachas, drogadas, dormidas o inconscientes, quienes por no estar en un estado lúcido son incapaces de expresar un consentimiento explícito y voluntario durante la escena. Este tipo de contenido es problemático porque normaliza y erotiza situaciones que constituyen violencia sexual, perpetuando así dinámicas de poder desiguales y contribuyendo a la cultura de la violación.

De igual forma, podemos consumir escenas de gran violencia donde lo que se pone en escena es la humillación como espectáculo. Nos encontramos con mujeres castigadas, amarradas, que gritan o lloran, cuyos rostros expresan dolor y que son sometidas y penetradas con violencia por hombres que parecen sentir una indiferencia absoluta por el sufrimiento ajeno. Es confuso y cuestionable que solo este tipo de escenas sean incluidas dentro de la categoría de «violaciones», quedando fuera el resto de las situaciones de coacción, chantaje o imposibilidad de dar un consentimiento activo. De esta forma, la pornografía contribuye a reproducir el guion social sobre la violación, como una situación donde hay violencia física, con personas desconocidas y en lugares oscuros o apartados, cuando sabemos que la mayor parte de las agresiones sexuales son cometidas por parte de personas conocidas o del entorno cercano de la víctima.

A partir de estas narrativas, y de cómo se estructuran las categorías pornográficas, «violación» parece una cosa y «dormidas», «drogadas» o «inconscientes» parece otra, cuando tener sexo con personas que no pueden dar su consentimiento es también violencia sexual.

La pregunta que debemos hacernos entonces es cómo son percibidas estas imágenes, donde no hay comunicación ni consentimiento o donde el malestar o el dolor no interrumpen la escena, y cómo influyen en las relaciones entre las personas jóvenes y sus acompañantes sexuales. Es significativo que cuando a aquellas se les pregunta por prácticas que han llevado a cabo imitando la pornografía, los chicos reconocen haberlo hecho de mutuo acuerdo con sus parejas mucho más que ellas, casi con un 24 por ciento de diferencia.[120] También es preocupante que reconozcan que no siempre hay consentimiento previo y explícito de la pareja: el 12,2 por ciento de los chicos ha mantenido relaciones de este tipo, frente al 6,3 por ciento de las chicas.[121]

La pornografía descontextualiza las relaciones sexuales al reducirlas a actos físicos, sin considerar los aspectos comunicativos, emocionales y éticos que son esenciales en las interacciones humanas reales. Este enfoque puede distorsionar las percepciones sobre el sexo y las relaciones, en especial si no se tiene una educación sexual adecuada. Por esta razón, si se quiere prevenir la violencia sexual en las relaciones entre jóvenes es necesario hacer mucha pedagogía sobre la importancia de la comunicación, la negociación, el respeto y la empatía. Estas habilidades no solo fortalecen las relaciones interpersonales, sino que también contribuyen a identificar y prevenir dinámicas de abuso y violencia sexual.

---

120. Sanjuán, C., y C. Moral (2020), *op. cit.*, p. 53.
121. *Ibid.*, p. 54.

¿Qué nos enseña la educación sexual?

⇨ Para promover relaciones basadas en los buenos tratos es necesario trabajar la comunicación, el consentimiento, el respeto y la empatía, la gestión emocional, los cuidados y la responsabilidad.

⇨ La comunicación es esencial para establecer relaciones saludables y garantizar que estas sean consensuadas, respetuosas, seguras y emocionalmente satisfactorias. Hablar sobre este tema ayuda a comprender la importancia de expresar sentimientos, deseos, necesidades y límites, así como de escuchar y respetar los de otras personas. Asimismo, hay que explicar que la comunicación no se limita a las palabras (comunicación verbal), sino que también incluye gestos, tono de voz y lenguaje corporal (comunicación no verbal), que representan una gran parte de lo que transmitimos.

⇨ La comunicación permite que ambas partes expresen su consentimiento, asegurando así que las interacciones sean voluntarias por parte de todas las personas involucradas. También ayuda a establecer límites y a definir lo que cada persona está dispuesta o no a hacer, con el fin de que sean respetados sus propios valores y su comodidad. Además, la comunicación fomenta la satisfacción emocional, ya que expresar necesidades y expectativas permite una conexión más profunda y significativa entre personas. Y, al mismo tiempo, reduce malentendidos y evita confusiones e interpretaciones erróneas sobre las intenciones o expectativas de las personas con las que nos relacionamos.

⇨ Los procesos de seducción son importantes en las relaciones sexuales, ya que contribuyen a crear un ambiente de confianza, deseo y conexión que enriquece la experiencia íntima. La seducción no se limita en exclusiva al ámbito romántico ni a ser un preludio del acto sexual, sino que es una forma de comunicación que fortalece el vínculo emocional y físico entre las personas, promoviendo así unas relaciones más satisfactorias.

⇨ El consentimiento sexual es el acuerdo para participar en una actividad sexual. Entender qué implica, cómo debe darse y la importancia que tiene es fundamental para prevenir la violencia sexual y fomentar las relaciones saludables y satisfactorias. Para que el consentimiento sea válido debe cumplir con las siguientes características: 1) Debe ser voluntario, es decir, darse sin presiones, coacción o manipulación; las personas deben sentirse libres y cómodas para aceptar o rechazar. 2) Debe ser consciente: solo puede otorgarse si la persona está en pleno uso de sus facultades; las personas dormidas, inconscientes, borrachas o bajo el efecto de drogas no pueden consentir. 3) Debe ser consensuado: requiere comunicación clara entre las partes para establecer límites y acuerdos mutuos. 4) Debe ser específico: decir «sí» a una práctica concreta no implica aceptación para otras actividades. 5) Debe ser continuado: es preciso que se mantenga durante toda la interacción y requiere ir verificando que ambas partes estén de acuerdo y cómodas. 6) Debe ser reversible: puede retirarse en cualquier momento si alguien cambia de opinión o ya no desea continuar; el consentimiento no solo se trata de palabras, sino también de gestos y señales claras que reflejen comodidad y disposición, y el silencio o la ausencia de un «no» no equivalen a un «sí».

⇨ Para que el consentimiento sexual sea algo más que una idea teórica, es necesario desarrollar ciertas habilidades prácticas. No basta con saber en qué consiste, es fundamental aprender a ponerlo en práctica, tarea que no es sencilla y que debemos entrenar. En primer lugar, es importante identificar y comunicar los propios límites, es decir, expresar con honestidad lo que se desea hacer y lo que no, así como escuchar y respetar los límites de la otra persona. La comunicación abierta y respetuosa permite consensuar las prácticas sexuales de manera mutua. También es clave reconocer y manejar las emociones que surgen al decir «no» (como la culpa) o al recibir un «no» (como la frustración). Esto ayuda a mantener relaciones basadas en el respeto y la empatía, sin dejar que estas emociones deriven en comportamientos dañinos o presiones. De igual modo, es esencial contar con estrategias para afrontar situaciones en las que pueda haber presión en el ámbito sexual. Esto incluye tener la confianza para reafirmar los propios límites y buscar apoyo si es necesario. Estas habilidades no solo promueven relaciones saludables y consensuadas, sino que también son herramientas fundamentales para prevenir dinámicas de abuso o coerción.

⇨ Hay que evitar simplificar en exceso el proceso de dar y recibir consentimiento sexual presentándolo como algo muy sencillo, porque puede ser contraproducente. Por un lado, porque es mentira. El consentimiento sexual es, en realidad, un proceso complejo que involucra comunicación, comprensión mutua y respeto por los límites personales. Reducirlo a algo simple no refleja la realidad de las interacciones humanas. Por otro lado, porque si se presenta como algo tan simple, las personas que encuentren dificultades en este proceso pueden sentirse fuera de lugar o culpables. Esto podría llevar a que, en caso de sufrir violencia sexual, sientan que de alguna manera lo merecían por no haber manejado «correctamente» la situación. Por esta razón, es más apropiado reconocer que el consentimiento puede ser incómodo y desafiante, sobre todo en la adolescencia. Debemos proporcionar herramientas para navegar por estas situaciones complejas, y enfatizar que las dificultades nunca justifican la violencia sexual.

⇨ Que nos digan que «no» puede generar malestar y debemos gestionarlo, pero no lo debemos entender como un fracaso personal. Todas las personas vamos a dar noes y a recibirlos a lo largo de nuestras vidas.

⇨ Todas las personas tienen el derecho de decidir con libertad sobre su vida sexual: qué quieren hacer, con quién y de qué manera. Obligar o presionar a alguien para que participe en prácticas sexuales contra su voluntad no solo vulnera este derecho, sino que constituye un acto de violencia sexual y, por ende, un delito. El respeto hacia las decisiones individuales en el ámbito sexual es esencial para garantizar relaciones basadas en la libertad, la dignidad y el consentimiento mutuos.

⇨ Asimismo, todas las personas tienen derecho a experimentar y disfrutar del placer sexual. Este placer tiene dos dimensiones importantes: una individual, ya que cada persona lo vive de manera única y encuentra satisfacción en cosas específicas; y otra relacional, que implica que, al compartirlo con otras personas, debe ser siempre consensuado y respetuoso. Reconocer estas dimensiones es esencial para fomentar relaciones sexuales saludables y basadas en el respeto mutuo.

⇨ Para trabajar la inteligencia emocional es importante comenzar ayudando a reconocer y comprender tanto las emociones básicas (alegría, tristeza, miedo o ira) como las emociones más complejas (frustración, celos, envidia o ilusión). Es fundamental enseñar que todas las emociones son válidas y forman parte de la experiencia humana, pero también es necesario aclarar que sentir algo no siempre justifica ciertos comportamientos. Es decir, hay una diferencia entre lo que sentimos y cómo decidimos actuar frente a esas emociones. Por ello, es esencial aprender a manejarlas, en especial cuando son intensas. Algunas estrategias útiles incluyen practicar la respiración profunda para calmar el cuerpo y la mente, identificar pensamientos negativos, detenerlos y reemplazarlos por otros más positivos o tomar distancia emocional o física de la situación para recuperar la perspectiva y claridad mental. Estas herramientas ayudan a canalizar las emociones de forma saludable y promueven una mejor toma de decisiones frente a situaciones difíciles.

⇨ Los cuidados son fundamentales para garantizar relaciones saludables, respetuosas y seguras, tanto en el ámbito emocional como en el físico. Estos cuidados implican acciones y actitudes en dos direcciones: el autocuidado y el cuidado de las personas con las que nos relacionamos, para buscar el bienestar de ambas partes.

⇨ Ser sexualmente responsable significa tomar decisiones conscientes y respetuosas sobre la propia sexualidad, considerando tanto el bienestar personal como el de las personas con las que nos relacionamos. Implica evitar riesgos innecesarios y respetar los derechos sexuales de todas las personas involucradas, así como un compromiso con el placer, el bienestar emocional y el respeto mutuo. No podemos esperar que sean otras personas las que se responsabilicen de nuestra sexualidad, sino que hay que trabajar en equipo. La responsabilidad siempre debe ser compartida.

VIOLENCIA DE GÉNERO Y SEXUAL

Como hemos visto hasta el momento, la pornografía *mainstream* presenta unos roles de género estereotipados y unas relaciones de poder jerárquicas, reforzando dinámicas patriarcales y desigualdades de género al construir narrativas que perpetúan la dominación masculina y la subordinación femenina. También invisibiliza la importancia del consentimiento sexual y, por tanto, normaliza y erotiza diferentes formas de violencia sexual. Además, este tipo de pornografía incluye con frecuencia violencia física y verbal.[122] En un estudio publicado en 2020, en el que se analizan 4.009 escenas heterosexuales de los dos *tubes* más conocidos, los ya citados Pornhub y Xvídeos, el 45 por ciento de las escenas del primero y el 35 por ciento de las del segundo incluían al menos un acto de agresión física, siendo las formas más frecuentes los azotes, la asfixia (*gagging*), las bofetadas, los tirones de cabello, las náuseas provocadas y el estrangulamiento. En el 97 por ciento de las escenas eran las mujeres las que recibían estas violencias y sus respuestas hacia las mismas eran neutrales o positivas, siendo raras las reacciones negativas o reactivas.[123] De esta forma, en una gran parte de la pornografía *mainstream* se acaba normalizando un modelo relacional y sexual patriarcal en el que las dinámicas abusivas y violentas aparecen como algo deseable, tanto por parte de los hombres, que son los que las ejercen, como de las mujeres, que son quienes las reciben. Además, la violencia verbal es habitual y suele manifestarse a través de insultos, humillaciones o lenguaje degradante, sobre todo dirigida de nuevo a las mujeres. Este imaginario genera preocupación sobre cómo influyen dichas dinámicas de poder desiguales en las personas que la consumen y si puede desembocar en una mayor integración de actitudes más permisivas respecto a la violencia de género y sexual.

122. Bridges, A. J., R. Wosnitzer, E. Scharrer, C. Sun y R. Liberman (2010), «Aggression and Sexual Behavior in Best Selling Pornography Vídeos: A Content Analysis Update», *Violence Against Women*, 16(10), 1065-1085.

123. Fritz, N., V. Malic, B. Paul y Y. Zhou (2020), «A Descriptive Analysis of the Types, Targets, and Relative Frequency of Aggression in Mainstream Pornography», *Archives of Sexual Behavior*, 3041-3053.

En este sentido, la relación entre el consumo de pornografía y la violencia hacia las mujeres es un tema complejo y ha sido objeto de diferentes investigaciones, pero los resultados no son concluyentes y muestran opiniones diversas. Sin embargo, la prensa amarillista a menudo simplifica esta relación y vincula la violencia sexual que sufren las mujeres con el consumo de pornografía, y la presenta como el principal motivo por el que se producen agresiones sexuales, violaciones en manada o abusos de menores a menores. No obstante, las diferentes investigaciones sobre el tema ofrecen una visión más matizada que es necesario conocer. Algunos estudios sugieren que existe una asociación significativa, que no una causalidad directa, entre el consumo de pornografía y los comportamientos agresivos hacia las mujeres y que esto tiene que ver, sobre todo, con el tipo de pornografía consumida, siendo la pornografía sexualmente violenta la que tiene una correlación más fuerte.[124] De esta forma, es importante diferenciar entre la pornografía violenta y no violenta, ya que no parece haber ninguna evidencia que relacione la exposición a esta última con las agresiones sexuales.[125] Ver porno *mainstream* no violento puede normalizar roles de género estereotipados y ge-

---

124. Hald, G. M., N. M. Malamuth y C. Yuen (2010), «Pornography and attitudes supporting violence against women: Revisiting the relationship in nonexperimental studies», *Aggressive Behavior*, 36(1), 14-20; Wright, P. J., R. S. Tokunaga y A. Kraus (2016), «A meta-analysis of pornography consumption and actual acts of sexual aggression in general population studies», *Journal of Communication*, 66(1), 183-205; Mestre-Bach, G., A. Villena-Moya y C. Chiclana-Actis, C. (2024), «Pornography use and violence: A systematic review of the last 20 years», *Trauma, Violence, and Abuse*, 25(2), 1088-1112.

125. Ferguson, C., y R. Hartley (2020), «Pornography and Sexual Aggression: Can Meta-Analysis Find a Link?», *Trauma, Violence, and Abuse*, 23(5), 1-10.

nerar expectativas irreales sobre las relaciones sexuales, pero en ningún caso te va a convertir en una persona más violenta. En cuanto al porno que incluye violencia explícita, se suele señalar que puede influir en las audiencias masculinas, y normalizar la violencia sexual, física y verbal hacia las mujeres, así como fomentar los comportamientos imitativos. Por ejemplo, algunas investigaciones realizadas con hombres que son miembros de fraternidades universitarias sugieren que el consumo de este tipo de porno violento contribuye a la aceptación de mitos sobre la violación, reduce la probabilidad de intervenir como testigos en situaciones potenciales de agresión sexual y aumenta la intención declarada de cometer una agresión sexual.[126] Sin embargo, otros estudios tratan de poner en evidencia que estos efectos nunca son uniformes y, en gran medida, dependen de factores individuales como la personalidad o las creencias previas sobre la igualdad entre hombres y mujeres.[127] Así, exponen que el consumo de pornografía puede amplificar las probabilidades de agresión sexual, pero sobre todo en hombres predispuestos a este tipo de conductas.[128] Esto nos remite de nuevo a la im-

126. Foubert, J. D., M. W. Brosi y R. S. Bannon (2011), «Pornography Viewing among Fraternity Men: Effects on Bystander Intervention, Rape Myth Acceptance and Behavioral Intent to Commit Sexual Assault», *Sexual Addiction & Compulsivity*, 18(4), 212-231.

127. Barak, A., W. A. Fisher, S. Belfry y D. R. Lashambe, (1999), «Sex, Guys, and Cyberspace: Effects of Internet Pornography and Individual Differences on Men's Attitudes Toward Women», *Journal of Psychology & Human Sexuality*, 11(1), 63-91.

128. Malamuth, N., R. Lamade, M. Koss, E. Lopez, C. Seaman y R. Prentky (2021), «Factors predictive of sexual violence: Testing the four pillars of the Confluence Model in a large diverse sample of college men», *Aggressive Behavior*, 47(4), 1-16.

portancia de adquirir valores y actitudes que favorezcan la igualdad entre hombres y mujeres y fomenten los buenos tratos en las relaciones de manera previa al consumo de pornografía. Todas las personas no interpretamos los contenidos sexuales del mismo modo, y aquellas con predisposición a la agresividad o actitudes sexistas lo van a hacer con más probabilidad de una forma que refuerce sus creencias preexistentes.

Por otro lado, investigaciones realizadas tomando como muestra también a mujeres, y no solo a hombres, destacan que la asociación entre la exposición a pornografía violenta y la posibilidad de que aparezcan comportamientos agresivos se encuentra tanto en ellos como en ellas y en diferentes contextos culturales. De esta forma, sugieren que este fenómeno es generalizable en términos de género y a nivel internacional. Sin embargo, también vuelven a destacar como factores mediadores diferencias individuales, como los rasgos de personalidad o la exposición previa a la violencia.[129] En este sentido, es interesante tener en cuenta las ideas planteadas en un metaanálisis realizado en 2020, en el que se hace una revisión de los diferentes artículos publicados hasta el momento sobre este tema. Lo que viene a señalar en primer lugar es que, debido a limitaciones metodológicas en los diseños de investigación, no se puede establecer una causalidad definitiva entre la exposición a la pornografía y la aparición de comportamientos violentos. Pero, además, apunta a que las correlaciones que se han ido señalando tampoco serían concluyentes porque podrían deberse a efectos de selección de la muestra a la hora de hacer los estudios, subrayando que las personas que ya tienen predisposiciones agresivas pueden ser más propen-

---

129. Wright, P. J., R. S. Tokunaga y A. Kraus (2016), *op. cit.*, p. 193.

sas a consumir pornografía violenta.[130] Así pues, las investigaciones sobre los efectos que causa la pornografía violenta analizan a personas consumidoras de este tipo de contenido y que a su vez tienen una mayor probabilidad de mostrar actitudes violentas previas y no al revés.

El psicólogo e investigador en salud y conducta sexual William Fisher, citado en un artículo de Noemí López Trujillo, señala que es importante recordar que no somos «mono que ve, mono que hace», sugiriendo que la exposición a la pornografía no necesariamente se traduce en comportamientos imitativos. Además, explica que, de ser así, deberíamos tener en cuenta sus potenciales beneficios, argumentando que, si se asume que la pornografía violenta incentiva formas inaceptables de actividad sexual, también se podría asumir que la pornografía no violenta fomenta actividades sexuales consentidas.[131] Dado que la relación causa-efecto entre la pornografía y la violencia sexual no está clara y simplifica un problema complejo que involucra múltiples dimensiones sociales, políticas y culturales, quizá no tenga mucho sentido centrarse tanto en ella. Por ejemplo, autoras como Karen Boyle sugieren que es más útil analizar cómo la pornografía, como discurso cultural, opera dentro de sistemas más amplios de poder y desigualdad, al tiempo que refleja y refuerza ciertas ideas sobre el género y la sexualidad. Esto incluye considerar quién produce la pornografía, cómo se distribuye, quiénes la consumen y cómo influye en el imaginario sexual y de género colectivo. Desde esta perspectiva, no se trata solo de si la pornografía es la causa de los comportamientos

---

130. Ferguson, C., y R. Hartley (2020), *op. cit.*, p. 8.

131. López Trujillo, N. (8 de junio de 2022), «Hablemos de porno: ¿su consumo tiene relación con la violencia sexual?», *Newtral*.

agresivos, sino de cómo contribuye a moldear las formas en que las personas piensan sobre el sexo, el poder y las relaciones de género. Así se puede obtener una comprensión más rica tanto del impacto potencialmente dañino como subversivo y de transformación de ciertos contenidos sexuales explícitos.[132]

Lo que resulta obvio en el ámbito de la violencia es que se trata de un fenómeno multicausal, es decir, no tiene una sola causa, sino que surge de la interacción de múltiples factores. Estos factores incluyen elementos culturales, sociales, psicológicos, económicos y personales que se entrelazan para generar y perpetuar este tipo de violencia. Además, como argumenta Nancy Prada «la violencia contra las mujeres es endémica en la sociedad, así que una parte de la pornografía la reflejará, pero la pornografía no es la causa, sino un síntoma del problema».[133] Del mismo modo, Raquel Osborne señala que «la pornografía se integra en procesos sexistas más generales, por lo que la cultura de la violencia no irradiaría del porno, sino que se vería reflejada en ella».[134] Además, esta cultura se halla presente en diversos ámbitos de la sociedad y se reproduce en diferentes medios como la televisión, la prensa, la publicidad, las redes sociales, el cine, las series, los videojuegos u otros productos culturales.

Respecto al visionado de pornografía violenta por parte de las personas jóvenes, casi el 40 por ciento reconoce que es habitual encontrarse con violencia física y alrededor de 1 de

---

132. Boyle, K. (2000), «The Pornography Debates: Beyond Cause and Effect», *Women's Studies International Forum*, 23(2), 187-195.

133. Prada, N. (2010), *op. cit.*, p. 22.

134. Osborne, R. (1989), *Las mujeres en la encrucijada de la sexualidad: Una aproximación desde el feminismo*, LaSal, p. 46.

cada 3 dice que es habitual la presencia de situaciones machistas y misoginia (34,8 por ciento), así como de violaciones o abuso sexual (33,3 por ciento).[135] También se advierte una clara visión crítica sobre este tipo de contenidos, ya que el 43,1 por ciento está muy de acuerdo con que la pornografía discrimina con frecuencia a las mujeres y el 37 por ciento tiene un grado de acuerdo alto con que la pornografía fomenta la violencia sexual y la cultura de la violación.[136] Cuando se les pregunta si consumen este tipo de porno con mucha o bastante frecuencia, el 24,4 por ciento observa contenidos que incluyen violencia física y verbal, con una diferencia significativa de género: el 28,4 por ciento de los chicos, frente al 18,9 por ciento de las chicas; y el 16,6 por ciento visiona contenidos muy violentos o humillantes: el 18,2 por ciento de los chicos, frente al 14,5 por ciento de las chicas.[137]

A las personas jóvenes, entre las cosas que menos les gustan de la pornografía, además de que manifiestan que es poco realista, destacan las escenas forzadas y violentas hacia la mujer, en las que es primordial y exclusivo el placer masculino, sobre todo entre las chicas jóvenes. También hacen alusión a que no les gusta cómo se trata el sexo, en el que no se contempla el respeto, el vínculo seguro, el placer compartido y el consenso de prácticas.[138] En este sentido, es interesante destacar que, aun no teniendo la educación sexual necesaria, están consiguiendo ser críticas con los contenidos violentos que muestra la pornografía *mainstream*, ya que el 59,4 por ciento de las personas adolescentes «prefiere los vídeos en los que

135. Gómez-Miguel, A., S. Kuric y A. Sanmartín (2023), *op. cit.*, p. 80.
136. *Ibid.*, p. 83.
137. *Ibid.*, p. 48.
138. Milano, V. (dir.) (2023), *op. cit.*, p. 156.

no hay jerarquías de poder».[139] Sin embargo, aunque una gran parte de las personas adolescentes son capaces de identificar y criticar los elementos problemáticos en la pornografía, como la violencia sexual o la falta de consentimiento, esta capacidad no está generalizada. Por esta razón, es necesario que haya más y mejor educación sexual que permita analizar críticamente estos contenidos, con el objetivo de que no se normalicen ni justifiquen las conductas violentas y las actitudes sexistas, y se pongan en el centro las relaciones basadas en el buen trato.

Asimismo, es fundamental alejarnos del enforque en el que solo se analiza la pornografía, o incluso la sexualidad en general, desde el punto de vista de la violencia sexual, ya que este tipo de análisis pueden contribuir a reforzar discursos de «terror sexual» que acaban funcionando como herramientas para disciplinar y controlar a las mujeres, limitando así su capacidad de ejercer con libertad sus derechos y disfrutar de su sexualidad sin miedo.[140] Poner un énfasis excesivo en los peligros asociados a la sexualidad nos hace olvidar su complejidad y todos los aspectos positivos que esta implica: el placer, el deseo, la exploración, el autoconocimiento o el bienestar físico, emocional y social. Además, estos discursos reproducen roles tradicionales de género al presentar la sexualidad masculina como inherentemente violenta y a las mujeres como víctimas potenciales, reforzando así ideas patriarcales sobre su vulnerabilidad y necesidad de protección. Este tipo de relatos son contraproducentes porque acaban reproduciendo más violencia sobre las mujeres, ya que, al infundir

139. Sanjuán, C., y C. Moral (2020), *op. cit.*, p. 38.
140. Barjola, N. (2018), *Microfísica sexista del poder: El caso Alcàsser y la construcción del terror sexual*, Virus Editorial.

— 177 —

miedo y bajo el pretexto de protegerlas, restringen su libertad y autonomía y, por tanto, perpetúan su subordinación. Un estudio reciente sobre la sexualidad de las mujeres jóvenes en el contexto español revela datos significativos sobre cómo experimentan y perciben su sexualidad, entre los que se destaca que el miedo es una constante en sus vivencias que condiciona tanto sus comportamientos como su capacidad para disfrutar con plenitud de su sexualidad.[141] El miedo es una emoción que nos protege, pero que también nos limita, porque cuando se vuelve excesivo o irracional puede convertirse en un obstáculo que frena nuestro desarrollo personal y nuestra capacidad de acción. Considerando esto, es urgente que nuestros discursos incluyan tanto la lucha contra la violencia como la promoción del disfrute y las posibilidades liberadoras que ofrece el placer sexual. Tomando prestadas las palabras de Carole S. Vance: «No basta con alejar a las mujeres del peligro y la opresión; es necesario moverse hacia algo: hacia el placer, la acción, la autodefinición».[142] La educación sexual no puede enfocarse solo en evitar lo malo, sino que debe promover lo bueno: el bienestar, la satisfacción y una visión positiva y saludable de la sexualidad.

---

141. Instituto de las Mujeres (2022), *La sexualidad de las mujeres jóvenes en el contexto español: Percepciones subjetivas e impacto de la formación*, Instituto de las Mujeres.

142. Vance, C. S. (1989), «El placer y el peligro: hacia una política de la sexualidad», en Vance, C. S. (ed.). *Placer y peligro: explorando la sexualidad femenina. Hablan las mujeres*, 9-49, p. 48.

¿Qué nos enseña la educación sexual?

⇨ Explicar la diferencia entre sexualidad y violencia sexual, separándolas de forma clara, es fundamental para promover una comprensión saludable de la sexualidad y prevenir la normalización de comportamientos violentos. Por un lado, es esencial fomentar una visión positiva de la sexualidad, incluyendo aspectos como el afecto, el respeto mutuo, los consensos, los cuidados, la empatía o el bienestar compartido, que permiten asociar la sexualidad con experiencias gratificantes y enriquecedoras. Por otro, hay que aclarar que la violencia sexual ocurre cuando alguien obliga o presiona a otra persona a realizar actos sexuales sin su consentimiento. Esto incluye acoso, abuso o cualquier interacción no deseada. Es importante que se entienda que el sexo no es forzar, ni coaccionar, ni manipular, ni intimidar, ni chantajear emocionalmente o amenazar: todo esto es violencia y no forma parte de una relación saludable ni aceptable.

⇨ Hablar sobre emociones, afectos, límites personales y consentimiento desde edades tempranas ayuda a las personas menores a comprender que sus cuerpos les pertenecen y a respetar los límites de las demás personas.

⇨ Enseñarles a cuestionar los roles tradicionales de género, que perpetúan desigualdades, promoviendo una visión igualitaria entre hombres y mujeres ayuda a prevenir actitudes discriminatorias que pueden derivar en violencia.

Asimismo, rechazar las actitudes violentas o controladoras estimula su capacidad para resistir a presiones sociales negativas.

⇨ Además, las personas menores tienen que poder identificar conductas abusivas o coercitivas en las relaciones afectivas y sexuales. Fortalecer la autoestima, la autonomía y la autoconfianza ayuda a reconocer este tipo de situaciones de una forma más clara y a buscar apoyo. Sumado a esto, debemos proveer herramientas para establecer límites, negociar deseos y expectativas en las relaciones afectivas y sexuales o para protegerse frente a dinámicas abusivas.

⇨ También es crucial transmitir que, si son víctimas de una agresión, deben tener claro que no son responsables de lo ocurrido y que no hay razón para sentirse culpables. La culpa y la vergüenza recaen exclusivamente en quien comete la agresión. Es esencial que sepan que somos un lugar al que pueden acudir: donde se les va a escuchar, apoyar y proteger sin juicios ni reproches.

⇨ El tema de los insultos en el contexto de la sexualidad puede abordarse desde una perspectiva de respeto y acuerdo entre las partes. Es importante distinguir los insultos, cuyo propósito es ofender, humillar o lastimar a la otra persona y que afectan de forma negativa la autoestima, del lenguaje sexual explícito o «sucio» (*dirty talk*, en inglés), que se emplea como parte del juego erótico entre personas adultas que consiente. Este tipo de comunicación se usa en contextos sexuales consensuados, con la intención de aumentar la excitación sexual de ambas partes y se basa en la confianza y el respeto mutuo. En este sentido, hay que enfatizar la importancia de evitar el uso de insultos o lenguaje denigrante fuera del contexto acordado y de establecer límites claros y respetarlos, para no acabar confundiendo el uso del lenguaje como elemento erótico con el abuso y la violencia verbal.

⇨ Respecto a las prácticas sexuales consensuadas que involucran violencia física entre personas adultas y que generan curiosidad en la adolescencia, es importante poner el acento en el consentimiento y la comunicación. Es fundamental que entiendan que estas prácticas implican establecer límites claros y una comunicación abierta antes, durante y después de la actividad sexual. También se debe informar sobre sus posibles riesgos físicos y psicológicos y subrayar la necesidad de establecer palabras de seguridad y señales para detener de inmediato la actividad si es necesario. Además, es relevante analizar críticamente cómo estas prácticas se relacionan con dinámicas de poder y roles de género en la sociedad y diferenciar con claridad entre los actos consensuados en un contexto erótico y los comportamientos abusivos o violentos en una relación. Se deben promover las relaciones basadas en el respeto mutuo y la igualdad. Además, es interesante estimular la reflexión sobre las motivaciones personales para realizar estas prácticas. El propósito debe ser proporcionar conocimientos que permitan tomar decisiones

> informadas, sin emitir juicios sobre las preferencias sexuales entre personas adultas que consienten, pero siempre priorizando la seguridad, el respeto y el bienestar de todas las personas involucradas.

FANTASÍAS, DESEOS Y CONDUCTAS

Diferenciar entre fantasías, deseos y conductas al hablar de pornografía es importante porque cada una de estas esferas tiene implicaciones distintas en cómo las personas experimentan y entienden la sexualidad, tanto en el plano individual como en sus relaciones. La pornografía puede influir de manera significativa en estas tres áreas, y no distinguirlas puede llevar a malentendidos, expectativas irreales y problemas emocionales o relacionales.

Las fantasías sexuales son pensamientos o imágenes mentales con contenido sexual que pueden influir en las emociones y el estado fisiológico de las personas.[143] Ocurren en el terreno de la imaginación y cada persona tiene las suyas. Pueden ser voluntarias o espontáneas y estar basadas en estímulos externos, emociones, curiosidades sexuales, recuerdos o ser totalmente imaginativas. Tienen como objetivo la exploración sexual en un plano imaginario porque permiten experimentar diferentes situaciones sexuales, algunas que podrían ser imposibles, tabú o poco probables en la realidad, de una

---

143. Perla, J. F., J. C. Sierra, P. Vallejo-Medina y R. Gutiérrez-Quintanilla (2009), «Un estudio psicométrico de la versión española reducida del Hurlbert Index of Sexual Fantasy», *Boletín de Psicología*, 96, 7-16.

forma segura, privada y sin consecuencias prácticas. Las fantasías sexuales no reflejan la intención de llevarlas a cabo en la vida real. Funcionan más bien como una herramienta que fomenta la creatividad sexual y pueden enriquecer la vida sexual sin necesidad de acción física,[144] además de estimular el deseo y aumentar la excitación sexual, tanto de forma individual como en compañía.[145] En este sentido, son una parte natural y saludable de la sexualidad humana.[146]

Aunque cada persona fantasea con cosas distintas, las fantasías no son solo expresiones individuales, sino que están influenciadas por el contexto social y suelen reflejar normas culturales y expectativas sexuales, por ejemplo, en función del género.[147] Algunos estudios exponen que los hombres tienden a tener fantasías más explícitas, visuales y relacionadas con múltiples parejas o encuentros casuales, mientras que las mujeres suelen incluir en las suyas más elementos emocionales, románticos y contextuales. También apuntan a que las fantasías masculinas tienden a incluir control y dominación, mientras que las femeninas incorporan elementos de sumisión o vulnerabilidad.[148] Estas diferencias están vinculadas a las ex-

144. *Ibid.*, p. 7.
145. Zubeidat, I., V. Ortega y J. C. Sierra (2004), «Evaluación de algunos determinantes del deseo sexual: estado emocional, actitudes hacia la sexualidad y fantasías sexuales», *Análisis y Modificación de Conducta*, 30(105), 105-128.
146. Moyano, N., y J. C. Sierra (2014), «Fantasías y pensamientos sexuales: Revisión conceptual y relación con la salud sexual», en *Revista Puertorriqueña de Psicología*, 25(2), 376-393.
147. Sierra, J. C., P. Vera-Villarroel y J. D. Martín-Ortiz (2002), «Conductas sexuales, satisfacción sexual y fantasías sexuales: diferencias por género y nacionalidad», en *Avances en Psicología Clínica Latinoamericana*, 20, 57-62.
148. Zurbriggen, E. L. y M. R. Yost (2004), «Power, desire, and pleasure in sexual fantasies», en *Journal of Sex Research*, 41, 288-300; Kimmel, M. S. y

pectativas sociales sobre la masculinidad y la feminidad y reflejan dinámicas de poder socialmente construidas. Además, los hombres dicen tener fantasías sexuales con una mayor frecuencia que las mujeres,[149] lo que quizá esté influido por normas sociales que refuerzan la idea de que los hombres deben ser sexualmente más activos y las mujeres más pasivas y, sobre todo, por cómo puede ser este hecho premiado en ellos y condenado en ellas públicamente. Sin embargo, a pesar de estas tendencias, es importante evitar hacer generalizaciones excesivas, ya que, aunque en las fantasías influyen las normas sociales, estas son muy subjetivas, diversas y complejas. Algunas investigaciones sobre fantasías sexuales femeninas, por ejemplo, han puesto en evidencia cómo las mujeres utilizan su imaginación para explorar con libertad, y sin los juicios sociales que se encuentran en el plano de la realidad, aspectos reprimidos o no realizados de su sexualidad, experimentando fantasías tan transgresoras como las de los hombres.[150]

En general, el estudio de las fantasías sexuales muestra una gran diversidad de experiencias mentales que abarcan desde lo íntimo y exploratorio hasta lo transgresor y potencialmente conflictivo. Hay fantasías que se centran en el disfrute con una pareja específica y en las que se refuerza una conexión emocional entre sus miembros, y otras que implican elementos novedosos o fuera de lo común y en las que participan más

---

R. F. Plante (2005), «The gender of desire: The sexual fantasies of women and men», en P. Gagné y R. Tewksbury (eds.), *Gendered Sexualities (Advances in Gender Research)*, 6, 55-77.

149. Moyano, N., y J. C. Sierra (2014), *op. cit.*, p. 380.

150. Friday, N. (1993), *Mi jardín secreto: Una antología de las fantasías sexuales femeninas*, Ediciones B; Maltz, W., y S. Boss (1998), *El mundo íntimo de las fantasías sexuales femeninas*, Paidós.

personas. Algunas incluyen escenarios que desafían normas sociales o personales y que, si bien pueden ser excitantes y liberadoras, también pueden generar conflictos internos debido a su naturaleza tabú. En este sentido, para que las fantasías se puedan vivir de una forma satisfactoria es importante recalcar que son pensamientos que no tienen por qué reflejar un deseo real de llevarlas a cabo. En este sentido, lo que nos hace disfrutarlas es el control que tenemos sobre su contenido y que desencadena respuestas físicas en nuestro cuerpo similares al «estrés positivo».[151] Este fenómeno se asemeja a la adrenalina controlada que podemos experimentar en una montaña rusa, donde sentimos seguridad a pesar de la intensidad de las sensaciones.

La pornografía está diseñada para mostrar y, sobre todo, para rentabilizar fantasías sexuales. De esta forma, busca estimular visualmente la imaginación y la excitación de las audiencias mediante la representación de escenas que muchas veces no son comunes en la vida real o que, en definitiva, son imposibles. A menudo presenta cuerpos «perfectos», comportamientos sexuales y situaciones exageradas, idealizadas e irreales que ofrecen una forma de explorar deseos y escenarios sexuales que no siempre se experimentan en la vida cotidiana. A través de la pornografía las audiencias pueden explorar mentalmente diferentes aspectos de la sexualidad, siempre que se tenga una comprensión clara de su naturaleza ficticia. Considerando esto, es importante ubicar la pornografía en el terreno de las fantasías sexuales donde lo proyectado no refleja necesariamente la realidad de las relaciones sexuales, ni se corresponde con la realidad vivida por

---

151. Critelli, J., y J. Bivona (2008), «Women's erotic rape fantasies: An evaluation of theory and research», *Journal of Sex Research*, 45, 57-70.

la mayoría de las personas. También es necesario recordar que las representaciones pornográficas se sitúan en el terreno de la imaginación y que, por tanto, no están sujetas a las restricciones del mundo real, permitiendo explorar pensamientos transgresores o inalcanzables sin que sea necesario llevarlos a cabo.

Por su parte, el deseo sexual es aquello que conecta a las personas con las ganas y la motivación para llevar a cabo una conducta o una actividad sexual, ya sea en solitario o con otras personas.[152] Los deseos, a diferencia de las fantasías, tienen un componente de intención y están más conectados con la realidad: tienen que ver con las ganas, la apetencia y el interés sexual. Suelen implicar querer realizar aquello que se desea, por lo que son un componente esencial para mantener relaciones sexuales satisfactorias, ya que conectan los pensamientos con las acciones reales. Además, los deseos están vinculados con la excitación física y emocional, y generan cambios en el cuerpo, como un aumento del ritmo cardiaco, lubricación o erección genital. Están influidos por factores fisiológicos (hormonas sexuales, neurotransmisores o aspectos de la salud en general), psicológicos y emocionales (experiencias previas, comodidad con el sexo, autoestima o estrés, entre otros), sociales (normas culturales, roles y expectativas de género) y contextuales (etapas de vida o dinámicas de pareja). Los estímulos que pueden despertarlos son variados y pueden ser externos, provocados por una imagen o por otra persona, un roce, olor, mirada, contexto íntimo, etc., o internos, alimentados por la imaginación, las fantasías o los pensa-

---

152. Spector, I. P., M. P. Carey y L. Steinberg (1996), «The Sexual Desire Inventory: Development, factor structure, and evidence of reliability», *Journal of Sex & Marital Therapy*, 22, 175-190.

mientos eróticos. También pueden surgir con espontaneidad, en forma de impulso, o ser reactivos, es decir, emerger como respuesta a estímulos específicos externos o contextuales. Por ejemplo, la intimidad emocional, la comunicación o la seguridad funcionan como elementos que los desencadenan.[153] Los deseos son relacionales y dinámicos. Muchas veces surgen de la interacción, porque no siempre sabemos lo que deseamos y en ciertos casos lo descubrimos a través del intercambio con otras personas.[154] A su vez, son muy variables, ya que cada persona desea a su manera, y no son constantes ni uniformes, sino que cambian a lo largo del tiempo. La construcción de nuestro deseo depende de muchos factores (culturales, relacionales, personales), por lo que no controlamos del todo lo que deseamos. Ahora bien, no podemos elegir los estímulos que nos excitan, pero sí cómo nos relacionamos con quien queremos compartir nuestro deseo. Aquí es donde radica nuestro poder de decisión. Esta distinción es fundamental: mientras que el origen de nuestros deseos puede ser involuntario, la manera en que los manejamos y expresamos está bajo nuestro control. La gestión de nuestros deseos no solo contribuye a nuestro bienestar personal, sino que también es crucial para cultivar relaciones interpersonales éticas y seguras.

La pornografía, al igual que otros productos culturales, tiene la capacidad de influir en los deseos de las personas, modelando sus preferencias sexuales y creando ciertas expectativas sobre los cuerpos, el desempeño sexual o las dinámicas de

---

153. Basson, R. (2000), «The female sexual response: A different model», en *Journal of Sex & Marital Therapy*, 26(1), 51-65.

154. Angel, K. (2021), *El buen sexo mañana: Mujer y deseo en la era del consentimiento*, Alpha Decay, p. 56.

poder en las interacciones íntimas. Además, puede producir una brecha entre los deseos reales de una persona y lo que percibe que debería desear, según los estándares establecidos por el imaginario sexual dominante. En este sentido, es fundamental distinguir entre fantasías sexuales y deseos, puesto que con frecuencia lo que imaginamos no tiene por qué resultar deseable o satisfactorio al intentarlo en la realidad. Por ejemplo, una persona puede fantasear con una situación específica, pero al tratar de realizarla podría sentirse incómoda o insatisfecha, en especial cuando las expectativas no coinciden con la experiencia real. Del mismo modo, compartir una fantasía con la pareja sin aclarar que esto no implica querer realizarla, podría generar malentendidos si ambas partes interpretan la situación de manera diferente. De igual modo, el hecho de disfrutar viendo una escena pornográfica no significa que exista un deseo de recrearla en la vida real, ni garantiza que sea gratificante si la ponemos en práctica. Es importante reconocer que nuestras fantasías y lo que nos excita en la imaginación o al ver contenido pornográfico no siempre se traduce en deseos concretos o experiencias satisfactorias en la realidad.

Existe una clara diferencia entre lo que imaginamos y lo que hacemos. Mientras las fantasías pertenecen al mundo de los pensamientos, las conductas sexuales son acciones concretas que ocurren en la realidad. Estas conductas materializan los deseos y deben estar guiadas por valores éticos y principios tanto personales como colectivos. En este contexto, es esencial priorizar los buenos tratos, destacando aspectos como el consentimiento, la comunicación, el respeto mutuo, la empatía, el cuidado y la responsabilidad en las relaciones íntimas. Como señala Cristina Garaizabal, la ética y los valores no deben utilizarse para juzgar nuestros pensamientos, sino para guiar nuestro comportamiento: «Lo que en realidad importa son nuestras actuaciones, ya que son las que pueden resultar opresivas, denigrantes, discriminatorias».[155] Por ello, es crucial enfocar la educación sexual en las conductas y sus posibles consecuencias, abordando los riesgos asociados y las violencias derivadas de las normas de género. Hay que transmitir el mensaje de que intentar reproducir las prácticas vistas en la pornografía, sin comprender del todo sus implicaciones emocionales o físicas, es un error. Diferenciar entre lo que se imagina y lo que se practica resulta esencial para garantizar que las acciones sexuales sean consensuadas y respetuosas. Además, llevar a la práctica todas las fantasías sin evaluar si son coherentes con los propios valores o deseos puede llevar a experiencias incómodas o insatisfactorias.

Hacer hincapié en el carácter ficticio del contenido pornográfico es esencial para que no se generen confusiones, expectativas irreales, presiones, frustraciones y malestares durante y después de los encuentros reales. Cuando trabajo con personas adolescentes, hacemos un ejercicio que suele ser muy productivo para desarrollar una mirada crítica respecto a esta ficcionalidad inherente a la pornografía: preguntarnos qué sucede en las relaciones reales y que nunca vemos representado en el porno. Tras la lluvia de ideas salen cuestiones tan diferentes como los besos, el ligue, el tonteo, las caricias, el lubricante, las dudas, los penes flácidos, los métodos de protección, las risas, las inseguridades, la hidratación, las ganas de ir al baño, las vergüenzas, la menstruación, los problemas con la penetración, cuando no llega el orgasmo, el cansancio, los pedos vaginales, los calambres o que se te suba un gemelo, los pelos que molestan en la boca, que se te vayan las ganas, pre-

---

155. Garaizabal, C. (6 de marzo de 2020), *Ese oscuro objeto de deseo, Ctxt. Contexto y acción.*

guntar si apetece o no y qué apetece, preguntar a la otra persona cómo está o las relaciones LGTBIQA+, entre otras. En este sentido, reflexionar sobre estas omisiones nos permite comprender que el sexo real está lleno de matices, emociones, imperfecciones y situaciones inesperadas. Reconocer el carácter artificial de la pornografía ayuda a las personas a desarrollar una visión más saludable y realista de la intimidad, permitiéndoles disfrutar más de sus propias experiencias sexuales, sin las presiones innecesarias o expectativas insostenibles que perpetúa el porno *mainstream*. Además, es esencial para evitar que se convierta en un modelo de referencia, lo que contribuye a una sexualidad más satisfactoria.

¿Qué nos enseña la educación sexual?

⇨ Tener fantasías sexuales es algo normal y común. Las fantasías son el resultado de nuestra capacidad para producir imágenes y situaciones en nuestra imaginación, y no deben causar miedo ni angustia. Se utilizan para activar el deseo sexual, producir excitación, evadirse de la rutina o explorar con la imaginación posibles experiencias sexuales. Tener fantasías no implica necesariamente querer llevarlas a la práctica, ya que muchas pueden ser difíciles o imposibles en la vida real.

⇨ Es crucial distinguir entre fantasías y realidad. Cualquier práctica sexual real debe basarse en el consentimiento mutuo y respetar los valores personales y de las otras personas con las que se comparte el encuentro sexual.

⇨ Los deseos sexuales son las ganas de realizar actos sexuales concretos, a solas o en compañía. Surgen de forma espontánea y no siempre los decidimos. Aunque no es una tarea sencilla, es importante ir descubriendo poco a poco aquello que nos agrada, nos proporciona bienestar y nos gustaría experimentar, con el fin de poder expresarlo de manera adecuada.

⇨ Los deseos sexuales no son impulsos incontrolables, sino que se pueden gestionar. Existen varias posibilidades dependiendo de las circunstancias, el contexto y las decisiones individuales: se pueden satisfacer, aplazar y descartar.

⇨ Los deseos se satisfarán siempre que se den las condiciones adecuadas, tanto internas como externas. Por ejemplo, un estado emocional positivo en el que la persona se sienta relajada, segura y conectada con su cuerpo y con la otra persona (si es el caso). Por el contrario, emociones negativas como el estrés, la ansiedad o la culpa pueden inhibir el deseo sexual. El entorno también juega un papel importante: los momentos de intimidad, privacidad y confianza quizá desempeñen un papel importante a la hora de expresar y satisfacer el deseo. Cuando el deseo implica a otras personas, solo se satisface si existe reciprocidad, es decir, requiere de consentimiento mutuo y de una comunicación entre las partes involucradas para asegurar que ambas están cómodas y quieren compartir esa experiencia. Además, en ocasiones, el deseo puede depender de estímulos específicos como la seducción, el contacto físico o la intimidad emocional.

⇨ Los deseos también son aplazables, cuando satisfacerlos de inmediato podría generar consecuencias negativas o cuando el contexto no es propicio. A veces sentimos deseo sexual, pero sabemos que no estamos en el sitio, en el lugar o con la compañía adecuados. Otras veces nuestros estados físicos, emocionales o psicológicos no son los más favorables, por lo que quizá sea mejor posponer la satisfacción del deseo sexual para disfrutar con plenitud del encuentro más adelante. Asimismo, si el deseo sexual surge como respuesta a presiones externas, como cumplir con expectativas sociales o satisfacer a la pareja sin sentir una preparación real, también es mejor aplazarlo, porque actuar bajo presión podría generar sentimientos de culpa o insatisfacción posteriores. Es importante tener en cuenta que aplazar los deseos sexuales no significa reprimirlos de modo indefinido, sino gestionarlos de manera consciente y responsable para garantizar que su satisfacción ocurra en condiciones óptimas y que favorezcan una relación más positiva con la propia sexualidad y las relaciones íntimas.

⇨ Los deseos también se pueden descartar u olvidar, cuando satisfacerlos podría generar consecuencias negativas o cuando no son compatibles con el bienestar personal, emocional o relacional. Descartar los deseos sexuales es necesario en situaciones donde no existe consentimiento mutuo, ya que priorizar el bienestar de todas las partes es esencial. De igual forma, es interesante evitar satisfacer deseos en relaciones conflictivas o abusivas, ya que perpetuar estas dinámicas podría afectar a la salud emocional. Si los deseos están influenciados por traumas o generan malestar emocional como culpa o ansiedad, trabajarlos con ayuda profesional es crucial para prevenir la angustia. Asimismo, cuando los deseos surgen como respuesta a emociones que no hacen sentir bien (estrés, soledad) o como evasión, reflexionar sobre su origen puede ser más saludable que satisfacerlos de un modo impulsivo. Si los deseos entran en conflicto con valores personales o éticos, descartarlos puede ayudar a mantener la coherencia con nuestra identidad y nuestros principios.

⇨ Lo que desea una persona no vale más que lo que desean otras. Por eso, satisfacer los deseos propios no es un derecho. Cuando nos relacionamos con otras personas debemos tener en cuenta sus límites y respetarlos.

⇨ Las conductas sexuales son los actos concretos que se llevan a cabo en la vida real. Son acciones voluntarias y conscientes y deben basarse en el consenso entre las personas involucradas. Las conductas tienen consecuencias reales, por lo que requieren de responsabilidad y cuidado.

⇨ La pornografía alimenta sobre todo el ámbito de las fantasías sexuales, creando así un imaginario sexual exagerado que no refleja la realidad de los encuentros sexuales cotidianos. En importante ser conscientes de ello para no generar expectativas poco realistas sobre los cuerpos y las relaciones sexuales, ya que provocan frustraciones y malestares.

⇨ Los encuentros sexuales no son exámenes. La presión por el rendimiento y la excesiva atención al desempeño corporal son contraproducentes para el placer y la satisfacción sexual. Un enfoque saludable implica centrarse en la exploración, el placer compartido, la comunicación, la conexión emocional y la relajación, dejando de lado las preocupaciones excesivas y unas expectativas poco realistas.

TERCERA PARTE

ALTERNATIVAS DE REPRESENTACIÓN Y RECURSOS DE EDUCACIÓN SEXUAL

6

¿Otro porno es posible?

ALTERNATIVAS AL PORNO *MAINSTREAM*

Uno de los interrogantes más frecuentes en las discusiones sobre pornografía es si existen alternativas a la pornografía convencional que ofrezcan una representación más diversa y realista de la sexualidad humana. En efecto, el porno *mainstream* no es el único que existe. En los años ochenta del siglo XX surgió en paralelo una contraindustria, mucho más pequeña y modesta, que pretende lanzar otros mensajes y construir otros imaginarios sexuales desde perspectivas feministas, inclusivas con la diversidad y éticas. Este movimiento fue impulsado por una serie de cineastas con una mirada crítica sobre la visión patriarcal, heteronormativa y racista que suele dominar las narrativas pornográficas tradicionales. Desde esta perspectiva, en palabras de Annie Sprinkle, «la respuesta al porno malo no es la prohibición del porno, sino hacer mejor porno».[156] Esta frase

---

156. Sprinkle, A. (2001), «Hardcore from the heart: The pleasures, profits and politics of sex in performance», Continuum International Publishing Group, p. 61.

captura la esencia de la pornografía alternativa, que busca abordar las carencias de la industria no mediante la censura, sino a través de la creación de contenido más ético, diverso y representativo. Este tipo de porno trata de ofrecer una alternativa y una respuesta a los discursos estereotipados del porno *mainstream* sobre la sexualidad, y mostrar otro tipo de historias que parten del punto de vista de las mujeres y las minorías sexuales, en su diversidad. Al tomar el control creativo y narrativo sobre cómo se representan a sí mismas, funciona como un ejercicio de autorrepresentación y empoderamiento, ya que, como se ha mostrado con anterioridad, estos sujetos suelen aparecer como objetos o fetiches al servicio del deseo y la mirada masculina en las narrativas hegemónicas. Su objetivo es revisar los diferentes mitos, estereotipos y tabúes que legitima el porno convencional y cuestionar la idea normativa de sexualidad, género, deseo, belleza o poder. Para ello, ponen en valor la diversidad de prácticas, relaciones, deseos, fantasías, placeres, cuerpos, formas de vivir el género, razas o funcionalidades.

Esta variedad de representaciones sexuales permite que un mayor número de personas se identifique con ellas, lo que fomenta la autoafirmación y el bienestar al legitimar diversas maneras de existir, experimentar emociones y expresar deseos. La inclusión de múltiples perspectivas y experiencias en el ámbito sexual ayuda a que más personas se sientan reconocidas y valoradas, promoviendo así una mayor aceptación de la diversidad humana en cuanto a la sexualidad y la identidad.

Además, a través de sus producciones, intenta desafiar la idea del sexo como algo negativo, vergonzoso y peligroso, o como un terreno donde solo se cumplen los deseos y fantasías de los hombres heterosexuales. En su lugar, presentan el sexo de forma positiva: como algo divertido si es seguro, mutuo y satisfactorio para todas las personas.[157] Como explica Candida Royalle, una de las primeras directoras en elaborar contenidos pornográficos de este estilo, este tipo de materiales pueden ser una herramienta para el conocimiento sexual, que ayuden a las mujeres (y a las minorías sexuales) a sentirse más cómodas con su propia sexualidad, sus cuerpos, deseos y fantasías.[158] De esta forma, busca contribuir a una mayor aceptación y exploración sexual y corporal.

Las producciones que parten de esta perspectiva van a reconocer y a dar prioridad al placer femenino, normalmente invisibilizado en el porno *mainstream*, abandonando así los estereotipos machistas que retratan a las mujeres como objetos pasivos o como víctimas. Por el contrario, las mujeres van a aparecer como sujetos activos, con capacidad para dar placer y también para recibirlo.[159] Asimismo, van a diversificar las eróticas y poner en cuestión el esquema felación-coito-eyaculación que repite con insistencia la mirada masculina en el porno comercial. Por el contrario, en el porno con perspectiva feminista cada práctica sexual cuenta, y se les presta más atención a los cuerpos en su totalidad, considerándolos mapas erógenos capaces de experimentar múltiples formas de placer. Así, se valora mucho más cada caricia, roce o estímulo como parte integral de la experiencia sexual, lo cual permite

157. Taormino, T. (2016), «Tomando el mando: porno feminista en la teoría y en la práctica», en T. Taormino, C. Penley, C. Parreñas Shimizu y M. Miller-Young (eds.), *Porno feminista: Las políticas de producir placer*, Melusina, pp. 393-409.

158. Royalle, C. (2016). «Qué hace una chica como tú», en T. Taormino, C. Penley, C. Parreñas Shimizu y M. Miller-Young (eds.), *op. cit.*, pp. 84-104.

159. Lust, E. (2008), *Porno para mujeres. Una guía para entender y aprender a disfrutar del cine X*, Melusina.

una exploración más profunda y variada de las sensaciones placenteras. Asimismo, se van a ofrecer alternativas a las relaciones de poder jerárquicas y sexistas que normaliza la pornografía *mainstream*, donde los hombres representan los papeles dominantes y las mujeres, los sumisos, para lo que proponen relaciones basadas en el intercambio de poder consensuado[160]. Esto implica dinámicas muy estructuradas que priorizan el consentimiento, la comunicación, el acuerdo y el respeto mutuo. Estas relaciones permiten explorar roles y fantasías dentro de un marco de confianza y en un entorno seguro, siempre con límites claros para proteger a todas las personas involucradas. Por último, lo que se va a tratar de promover desde esta corriente pornográfica son mensajes inclusivos con la diversidad sexual, corporal e identitaria y que pongan en el centro la igualdad, el respeto y los cuidados en las relaciones sexuales.

Por otro lado, este tipo de porno, además de prestar atención a lo que se muestra, va a dar mucha importancia al proceso de producción de sus creaciones, con el objetivo de crear un ambiente de trabajo positivo: ético, justo, seguro y consensuado. En primer lugar, enfatiza la importancia de establecer relaciones más horizontales entre el equipo de producción y dirección y las actrices y los actores, quienes tienen que saber desde el principio para qué se les está contratando. Además, se deben tener en cuenta sus preferencias sexuales, que puedan elegir a sus parejas de escena y participar diseñándolas.[161] Lo habitual, como explica la directora Paulita Pappel, es que se establezcan los límites de cada intérprete y que se les pregunte cuáles son sus deseos y qué quieren hacer, de modo

---

160. Taormino, T. (2016), *op. cit.*, p. 407.
161. *Ibid.*, p. 402.

que la filmación suele girar en torno a sus deseos sexuales, más que imponer un guion cerrado.[162] Esto aumenta la posibilidad de que se disfrute haciendo la escena y, al mismo tiempo, que resulte más natural para la audiencia. Lo importante es que se genere un espacio de disfrute, seguridad, comodidad y respeto mutuo y donde el consentimiento esté en el centro, antes, durante y después de las escenas. Como expone Laura Mérrit, fundadora de los premios PorYes Award, que celebran las producciones de pornografía feminista basadas en criterios éticos como el consentimiento, la diversidad y condiciones laborales justas, de lo que se trata es de conseguir «un porno justo, donde las condiciones de trabajo estén consensuadas, donde haya buenas remuneraciones y donde también se vea que se está teniendo sexo seguro».[163]

El porno feminista y ético considera que «la representación del sexo (y su producción) es un terreno donde crear resistencia, intervención y cambio».[164] El principal problema es que este tipo de pornografía no suele ser gratuita. Por lo general, las diferentes plataformas web requieren de suscripciones mensuales o es necesario abonar dinero para visualizar los contenidos. Las que pueden ofrecer contenidos gratis, se mantienen a través de financiación comunitaria, donaciones o proyectos de micromecenazgo. En este sentido, la directora Erika Lust, en la serie documental *Hot Girls Wanted: Turned On*, de Netflix, habla de la necesidad de un consumo responsable de pornografía, comparándola con la industria alimen-

---

162. Martínez, S. (1 de octubre de 2016), «El "boom" del porno feminista: en qué se diferencia del machista», *El Español*.

163. *Ibid.*

164. Taormino, T., C. Penley, C. Parreñas Shimizu y M. Miller-Young (2016), «Porno feminista: Las políticas de producir placer», Melusina, p. 11.

taria. Señala el papel que tenemos las personas como consumidoras a la hora de cambiar el sistema de producción de pornografía y la necesidad de apostar por un comercio justo y ético. Esto significaría preocuparnos por quién hizo las películas, cómo fue el proceso, si las políticas de pago fueron justas y las condiciones y el ambiente de trabajo seguros, o si el resultado final de las producciones es de calidad o no.[165] En este sentido, la responsabilidad también está en manos de las audiencias, porque al elegir consumir y pagar por contenido ético y respetuoso, libre de explotación y discriminación de género, sexual y racial, también se le está mandando un mensaje a la industria pornográfica, comunicándole que estos son los valores que el público quiere y apoya. Finalmente, lo que se propone desde esta perspectiva es la posibilidad de cambiar la industria pornográfica desde dentro, ofreciendo alternativas de representación (otro imaginario sexual) y de producción (otras formas de crearlo). Saber que existe otro tipo de pornografía puede ampliar y enriquecer las conversaciones con adolescentes sobre el tema y ayuda a fomentar el análisis crítico sobre los contenidos *mainstream* que consumen.

---

165. Bauer, J., R. Gradus y R. Jones (productores) (2017), *Women on top* (temporada 1, episodio 1), en *Hot Girls Wanted: Turned On* [Serie documental], Netflix.

Plataformas digitales de porno alternativo

A continuación, se incluyen diferentes productoras, canales y páginas webs en las que encontrar porno alternativo, organizadas por orden alfabético.

AltPorn4You

Plataforma de pornografía ética fundada en 2005 por la actriz y directora española Irina Vega, con el objetivo de ofrecer una alternativa al porno convencional en España. El sitio apuesta por la creación de contenido erótico con un enfoque inclusivo y diverso que se aleja de los estereotipos tradicionales del porno *mainstream*. Sus contenidos incluyen una amplia variedad de cuerpos, géneros, orientaciones sexuales y prácticas y se caracterizan por tener un enfoque experimental, combinando elementos estéticos con el erotismo. También incluye elementos visuales alternativos, como el uso de estética punk o gótica, lo que le da un estilo único dentro del mundo del porno.

https://www.altporn4u.com/

AORTA Films

Productora de cine pornográfico independiente que se especializa en contenido experimental, ético, feminista y queer. Fue fundada en 2015 por Mahx Capacity, Ginny Woolf y Parts Authority para crear una pornografía que celebre el placer y la sexualidad desde una perspectiva inclusiva y artística. Sus contenidos exploran dinámicas sexuales alternativas, incluyendo BDSM, el *kink* y otras formas de expresión sexual que suelen ser marginadas. Además, trabaja activamente para mostrar una amplia gama de cuerpos, géneros, razas e identidades, asegurándose de que las personas marginadas en la industria pornográfica tengan un espacio para expresarse con libertad. Esto incluye la representación de personas trans, no binarias, gordas, negras e indígenas, entre otras. Uno de sus pilares fundamentales es su compromiso con la producción ética, lo que incluye un enfoque en el consentimiento explícito y entusiasta durante todo el proceso de filmación. Las personas participantes tienen un control total sobre las escenas, priorizándose un ambiente seguro donde puedan expresar sus necesidades. Las creaciones a menudo combinan elementos de performance, danza y narrativas visuales no convencionales e innovadoras.

https://aortafilms.com/

Bright Desire

Proyecto de la cineasta Ms. Naugthy, también conocida como Louise Lush, que ofrece una plataforma de pornografía ética, feminista y artística. El enfoque de Bright Desire se centra en crear un tipo de pornografía «inclusiva, inteligente, revisada, feminista, artística y positiva», con el objetivo de alejarse de los estereotipos y clichés del porno convencional. El contenido está diseñado para ser tanto erótico como reflexivo, explorando fantasías y emociones humanas. Aunque el enfoque principal está dirigido al sexo heterosexual desde una perspectiva femenina, también se incluye contenido que abarca diversas orientaciones sexuales y relaciones no heteronormativas. Uno de los objetivos principales del proyecto es mostrar una representación «más auténtica del sexo», lo que incluye mostrar intimidad, risas, conexión emocional y placer real entre las parejas. Las escenas suelen incluir parejas de la vida real que disfrutan de su sexualidad sin guion preestablecido, lo que da lugar a interacciones más naturales y placenteras.

https://brightdesire.com/tour/

Dirty Diaries

Colección de trece cortometrajes de pornografía feminista, creada en 2009, por diferentes activistas y artistas suecas y producida por la cineasta Mia Engberg. La creación del proyecto se basó en un manifiesto con el objetivo de crear pornografía que no fuera comercial y que respetara los principios feministas. Esto incluye la representación del deseo femenino desde una perspectiva empoderada, el respeto por los cuerpos diversos y la promoción del consentimiento. La idea era ofrecer una alternativa a la pornografía tradicional, que a menudo está dirigida a una audiencia masculina y tiende a objetualizar a las mujeres. Los cortometrajes que componen Dirty Diaries son muy variados en términos de estilo y temática. Algunos incorporan elementos de humor o animación y exploran diferentes formas de sexualidad. Este enfoque diverso refleja el deseo de mostrar una amplia gama de experiencias sexuales, desafiando así las representaciones estereotipadas y limitadas del porno tradicional.

Están disponibles en DVD
y en el catálogo de Prime Video y MUBI

Erika Lust

Plataforma principal de la cineasta sueca Erika Lust donde se reúne su trabajo como directora, guionista y productora. Incluye una gran variedad de proyectos que van desde cortometrajes hasta largometrajes, además de otros más experimentales, como XConfessions, en el que Lust recoge confesiones y fantasías anónimas enviadas por el público para luego convertirlas en cortos eróticos. Este enfoque interactivo permite que las audiencias participen en la creación del contenido, algo poco frecuente en otro tipo de plataformas. Las ficciones de Lust se caracterizan por contar historias complejas sobre el deseo, el placer y las relaciones humanas, por tener una estética cuidada y una producción ética y de alta calidad y por mostrar una amplia gama de experiencias sexuales, orientaciones y cuerpos, desafiando así las normas de género y los clichés del porno convencional. Sus creaciones promueven una sexualidad saludable y positiva y se centran en que la audiencia pueda disfrutar del erotismo sin culpa, con historias que reflejan experiencias humanas reales.

https://erikalust.com/

Ersties

Productora porno con sede en Berlín que se distingue por su enfoque feminista y ético. Fundada por un grupo de mujeres cineastas, fotógrafas y estudiantes de cine, su objetivo principal es crear contenido que muestre la sexualidad femenina de una forma auténtica y natural, alejándose así de los estereotipos y dinámicas tradicionales del porno convencional. Se enfoca en mostrar el deseo y la sexualidad femenina desde una perspectiva igualitaria, donde las mujeres no son objetos de deseo masculino, sino sujetos activos con autonomía sexual. Sus vídeos muestran a personas (en su mayoría mujeres) viviendo momentos íntimos. Además, las participantes en estas escenas son libres de explorar su sexualidad sin guiones rígidos ni expectativas preestablecidas y, muchas veces, las escenas incluyen a parejas reales, lo que añade una capa de autenticidad a las interacciones. También se centran en promover la diversidad sexual y corporal en sus representaciones, y sus historias se centran en el placer compartido, el respeto y la conexión emocional entre las personas participantes.

https://en.ersties.com/

Four Chambers

Proyecto de cine pornográfico conceptual dirigido por la actriz y cineasta británica Vex Ashley. Fundado en 2013, se caracteriza por su enfoque artístico y experimental, que busca explorar los límites entre el arte y la pornografía, desafiando de este modo las convenciones tradicionales de la industria pornográfica. Las películas producidas bajo este proyecto se distinguen por su estética sofisticada y exploran temas relacionados con el cuerpo, el deseo y la identidad, pero también con la tecnología, el simbolismo, la mitología o la alquimia. El proyecto pone especial énfasis en la creación ética de sus contenidos, en el consentimiento mutuo y en la creación de espacios seguros para los y las intérpretes. Es gratuito, ya que se financia a través de donaciones.

https://afourchamberedheart.com/

Frolic Me

Plataforma de porno ético y con una estética muy cuidada, fundada por Anna Richards. Dirigida en especial a mujeres y parejas, busca ofrecer una representación más equilibrada del sexo, donde las mujeres son protagonistas activas y donde se celebra su placer y autonomía sexual. Sus contenidos se caracterizan por incluir narrativas elaboradas que apelan a la fantasía y al deseo. Además de películas y vídeos, ofrece otros tipos de contenido, como galerías fotográficas, historias narradas y audioerótica, lo que permite a las personas usuarias explorar diferentes formas de erotismo según sus preferencias.

https://www.frolicme.com/

Gal Pal Films

Estudio de porno independiente, fundado por Brittany Jane y Sophie Ladder, que se especializa en la creación de porno trans alternativo. A diferencia del porno convencional que muchas veces cosifica o fetichiza a las personas trans, busca crear un espacio seguro y respetuoso para la representación de la sexualidad trans. Su contenido parte de un enfoque inclusivo y diverso que se aleja de los estereotipos dañinos y las narrativas simplistas, para ofrecer retratos complejos y auténticos de las experiencias sexuales de personas trans. Se presenta como espacio comprometido con la creación ética en el que se garantizan las condiciones laborales justas y pone en el centro el consentimiento, el respeto mutuo y la creación de un entorno seguro donde las personas participantes puedan explorar su sexualidad sin presiones ni expectativas impuestas. Promueve una representación diversa de cuerpos, géneros y orientaciones sexuales con el fin de desafiar las normas cisheteronormativas predominantes en la pornografía *mainstream*, ofreciendo alternativas que celebran la diversidad humana. Sus producciones suelen tener una estética visual muy cuidada.

https://galpalfilms.com/

Indie Porn Revolution

Plataforma de pornografía independiente que se destaca por su enfoque en la creación de contenido queer, feminista y alternativo. Se centra en la creación de contenido que desafía las normas heteronormativas y patriarcales predominantes en la industria pornográfica y que celebra el deseo y el placer desde una óptica diversa e inclusiva. Sus producciones suelen presentar orientaciones e identidades diversas y corporalidades y prácticas sexuales que no suelen tener cabida en el porno *mainstream*. También se caracterizan por estar creadas desde una perspectiva ética y por mostrar sexo seguro, consensuado y respetuoso.

https://indiepornrevolution.com/indie-porn/free/

JoyBear

Plataforma web dedicada a la producción y distribución de porno de alta calidad que busca ofrecer una representación positiva del sexo y una mirada igualitaria del placer sexual, enfocándose en el placer mutuo y las relaciones sexuales consensuadas. A diferencia del porno *mainstream*, pone un gran énfasis en las historias, con tramas elaboradas que buscan atraer a la audiencia no solo por las escenas sexuales, sino también por la conexión emocional entre los personajes que aparecen en escena. Se centra sobre todo en relaciones heterosexuales, dándole una gran importancia al placer femenino. También se pueden encontrar algunos contenidos lésbicos y de tríos.

https://www.joybear.com/

Lust Cinema

Plataforma de cine para adultos creada por Erika Lust que se enfoca en ofrecer películas y series con tramas desarrolladas y una alta calidad cinematográfica. Aunque sigue promoviendo un erotismo ético y respetuoso, Lust Cinema está más orientada hacia aquellas personas que buscan contenido pornográfico con guiones elaborados y personajes complejos. Además de las producciones propias, Lust incluye trabajos de otras directoras y directores y una gran variedad de géneros que van desde historias románticas hasta contenidos más explícitos, pornografía lésbica, fetichista o BDSM.

https://lustcinema.com/

Lustery

Proyecto creado por la cineasta y activista feminista Paulita Pappel en 2016. Se trata de una plataforma de pornografía *amateur* que se centra en la vida sexual de parejas reales de todo el mundo, quienes filman sus encuentros íntimos y los comparten con la comunidad de Lustery. Sin guiones ni escenas ensayadas, los vídeos muestran a «gente que disfruta realmente de lo que está haciendo, donde hay una conexión real, puede haber risas y las cosas pueden ir mal, y eso está bien». La idea que mueve el proyecto es ofrecer una representación auténtica y diversa de la sexualidad, alejada de los estereotipos y las dinámicas artificiales que suelen dominar en la pornografía convencional. La plataforma se esfuerza por incluir a parejas muy diversas y mostrar una amplia gama de cuerpos, identidades, orientaciones sexuales y prácticas. Además, se asegura de que todas las interacciones sean consensuadas y respetuosas, promoviendo un entorno seguro tanto para las personas participantes como para la audiencia.

https://lustery.com/

Make Love Not Porn

Plataforma creada por Cindy Gallop en 2009, con el objetivo de cambiar la forma en que las personas perciben y experimentan el sexo a través de los medios. La idea surgió tras una charla TED que Gallop dio sobre el impacto de la pornografía en la vida sexual de las personas, donde destacó la necesidad de diferenciar entre el sexo real y los mitos creados por la pornografía convencional. Así, permite a personas comunes subir vídeos de sus relaciones sexuales con el objetivo de mostrar el sexo tal como ocurre en la vida cotidiana: con imperfecciones, risas, momentos torpes y sin guiones preestablecidos. Funciona como una especie de red social donde se pueden compartir experiencias sexuales, siempre desde una perspectiva ética y consensuada, y hablar abiertamente sobre sexo sin vergüenza ni tabúes.

https://makelovenotporn.tv/

New Level of Pornography

Proyecto colaborativo de cortometrajes creado por un colectivo de cineastas feministas suecas que tiene como objetivo ofrecer una representación más inclusiva y diversa de la sexualidad, alejándose de los estereotipos típicos del porno *mainstream*. En lugar de seguir narrativas repetitivas donde el hombre domina a la mujer, el colectivo explora una mirada donde las mujeres son representadas como sujetos activos de su propio deseo, incluyendo ficciones diversas, igualitarias y enfocadas en el consentimiento y el placer mutuo. Su contenido está disponible de forma gratuita, lo que refleja su compromiso con hacer accesible una pornografía ética y alternativa para un público más amplio.

www.newlevelofpornography.com

Pink and White Productions

Productora de cine porno independiente fundada en 2005 por la cineasta Shine Louise Houston que destaca por su enfoque ético y su representación diversa de la sexualidad. Se especializa en mostrar una gran variedad de cuerpos, sexualidades, roles, etnias, identidades, edades y capacidades físicas. Este enfoque inclusivo es central para su misión de crear un espacio donde todas las formas de deseo puedan ser representadas y que rompa con los estereotipos del porno *mainstream* que suelen centrarse en la mirada masculina y cisheteronormativa. Entre sus proyectos más conocidos está **CrashPadSeries.com**, una serie web que gira en torno a un apartamento ficticio llamado The Crash Pad, donde las parejas (y tríos) queer pueden explorar su sexualidad con libertad y que permite a la audiencia disfrutar de encuentros íntimos entre personas reales, sin guiones rígidos ni expectativas impuestas por la pornografía convencional. Otro de sus proyectos es **PinkLabel.tv**, una plataforma de *streaming* de cine porno ético y feminista donde se puede consumir el trabajo de diferentes cineastas independientes.

https://pinkwhite.biz/
https://crashpadseries.com/queer-porn/
https://pinklabel.tv/on-demand/

QueerPorn.TV

Proyecto de porno queer creado por la cineasta y activista Courtney Trouble, quien se dedica a producir y distribuir contenido erótico que celebra la diversidad sexual y de género, con un enfoque inclusivo y ético. Uno de sus objetivos es hacer que este tipo de porno sea accesible para las personas que lo necesitan, ya no solo como una forma de entretenimiento, sino como una herramienta para el empoderamiento sexual y la creación de comunidad. Ofrece una amplia gama de contenidos, desde películas eróticas hasta vídeos educativos sobre sexo queer. También incluye entrevistas con actores y actrices, lo que permite conocer mejor sus experiencias y motivaciones. Aunque el sitio ofrece contenido de pago, también cuenta con una selección gratuita para asegurar que más personas puedan acceder a este tipo de material.

http://queerporn.tv/wp/

Trouble Films

Proyecto creado también por Courtney Trouble, donde podemos encontrar toda su filmografía de porno lésbico, trans y no binario. Es conocido por su enfoque feminista y queer, con un énfasis particular en la representación positiva de cuerpos diversos y prácticas sexuales no normativas. Se centra en mostrar el placer desde una perspectiva inclusiva, abarcando aquellas identidades que a menudo son marginadas en el porno convencional, con varias producciones enfocadas en la representación de cuerpos grandes, sin caer en estereotipos o fetichización negativa.

https://troublefilms.com/

Wild Galaxies

Plataforma web dedicada a la producción y distribución de cine erótico y pornográfico con un enfoque ético y alternativo, centrado en la representación inclusiva y diversa de la sexualidad, la corporalidad y el género. Busca desafiar las normas tradicionales del porno convencional, ofreciendo una perspectiva más amplia y realista sobre el deseo y las relaciones sexuales. Una de sus características distintivas es que en muchos de sus contenidos se combinan las narrativas cinematográficas con las escenas de sexo real, con el objetivo de ofrecer una visión más auténtica y menos estereotipada del erotismo, alejándose del enforque genital, coitocéntrico y superficial de las producciones *mainstream*.

https://www.wildgalaxies.com/

7

Materiales que facilitan la educación sexual

Contar con materiales pedagógicos adecuados para llevar a cabo una buena educación sexual es beneficioso tanto para las personas menores como para las adultas. Dada la frecuente carencia de una formación sexual adecuada entre las personas adultas, seguramente porque su propia educación sexual fue deficitaria, en muchas ocasiones no se sabe muy bien cómo abordar el tema de manera adecuada. En este sentido, los materiales educativos se convierten en herramientas muy valiosas con el fin de obtener los conocimientos y la confianza necesarios para encarar esta tarea, ya que proporcionan información precisa desde el punto de vista científico y adaptada a cada etapa del desarrollo. Además, son un buen recurso para facilitar el diálogo sobre asuntos que pueden resultar complejos o incómodos, al proporcionar una estructura y un punto de partida para iniciar y guiar las conversaciones de una forma más fluida, natural y cómoda.

Los materiales que se aportan a continuación tienen un enfoque integral y positivo. Abarcan diferentes temas que cubren todos los aspectos importantes de la sexualidad, no solo los biológicos, sino también los emocionales, sociales y éticos. Además, promueven una visión saludable de la sexualidad, contribuyendo a una mejor autoestima y bienestar emocional. Asimismo, aportan una información precisa, que ayuda a disipar mitos y conceptos erróneos que podrían ser perjudiciales, y adaptada a las necesidades específicas según la edad, lo que permite una educación sexual progresiva. Es importante tener en cuenta que estos recursos educativos no solo enriquecen el conocimiento, sino que también fomentan un ambiente de apertura y comprensión en torno a la sexualidad, sentando las bases para un desarrollo saludable y una toma de decisiones informadas en el futuro.

Es posible que hayamos intentado ofrecer a las personas que acompañamos materiales educativos sobre sexualidad alguna vez, sin obtener la respuesta esperada porque no han querido utilizarlos. En las sesiones formativas para adultos, algunas familias expresan esta preocupación. Ante esta realidad, trato de transmitir un mensaje tranquilizador: la alarma es infundada si los recursos no se usan de inmediato, pues cada persona tiene su propio ritmo de aprendizaje y no es recomendable forzar las situaciones. El simple hecho de poner estas herramientas a su alcance ya comunica nuestra apertura y disposición para acompañar y prestar apoyo cuando sea necesario. Concretamente con las personas adolescentes puede ser más efectiva la estrategia de dejar discretamente un libro en un lugar visible, permitiéndoles acceder a él por iniciativa propia, que obligarles a leerlo. Esta aproximación respeta la autonomía y quizá genere mayor interés que una imposición directa. Además, con ello demostramos que tenemos confianza en su capacidad para buscar información cuando la necesiten, lo cual contribuye a crear un ambiente más propicio para abordar temas complejos o sensibles.

También se incorporan algunos recursos audiovisuales para ver en compañía, con el objetivo de crear oportunidades para tener conversaciones sobre temas que les interpelan de manera directa. Esto va a permitir que expresen sus opiniones y puntos de vista, mientras tú puedes ofrecer tu perspectiva adulta. Las series para adolescentes suelen abordar las inquietudes, intereses y preocupaciones propias de esa etapa, por lo que conocerlas te da una ventana a su realidad y te ayuda a comprender mejor sus experiencias. Además, al analizar los contenidos, personajes y situaciones de forma conjunta, ayudamos a desarrollar una visión más crítica sobre lo que consumen, a la vez que fortalecemos nuestra relación. Es fundamental mantener una actitud abierta y no juzgar, sino más bien escuchar y orientar, lo que ayudará a que sientan comodidad compartiendo lo que ven y piensan. Tengamos presente que el objetivo no es proporcionar respuestas, sino facilitar el proceso de descubrimiento: buscamos darles herramientas para que exploren, reflexionen y lleguen a sus propias conclusiones. Nuestro papel es ser una guía que acompaña en el camino hacia la toma de decisiones autónomas y responsables sobre su propia vida sexual.

Libros

Conocimiento del cuerpo	Recomendado a partir de:
¡Se llama vulva! (Anna Salvia y Cristina Torrón, 2023)	3 años
¡Se llama pene! (Anna Salvia y Cristina Torrón, 2023)	3 años
Gustirrinín (Mamen Jiménez, 2018)	3 años
Agua Marina (Júlia Sánchez, 2022)	3 años
Colección: El mapa de mi cuerpo (Genichiro Yagyu, 2015)	3 años
Cosquillas (Alba Barbé, Sara Carro y Núria Fortuny, 2017)	6 años
El pequeño atlas de la intimidad (Mathilde Baudy y Tiphaine Dieumegard, 2023)	8 años
Brillante como estrella. Un libro sobre las personas, los cuerpos, el crecimiento y la autoestima (Daria Locher y Patricia Strübin, 2023)	8 años

Espermarquia. Un cuento sobre los cambios en la pubertad, las eyaculaciones y los buenos tratos (Júlia Sánchez y Anna Tó, 2021)	8 años
¡Cambios, cambios, cambios! (Marawa Ibrahim, 2019)	9 años
Tu cuerpo mola. Aprende a descubrirlo (Cristina Torrón y Marta Torrón, 2021)	9 años
La regla mola. Si sabes cómo funciona (Anna Salvia y Cristina Torrón, 2020)	9 años
El semen mola. Pero necesitas saber cómo funciona (Anna Salvia y Cristina Torrón, 2022)	9 años
Mi cuerpo está loco (Séverine de la Croix y Pauline Roland, 2018)	9 años
El cuerpo humano (Joëlle Jolivet, 2022)	9 años
¡Hola, menstruación! (Yumi Stynes, Melissa Kang y Jenny Latham, 2020)	10 años
¡Hola, tetas! (Yumi Stynes, Melissa Kang y Jenny Latham, 2023)	10 años

Concepción, embarazo y parto	Recomendado a partir de:
¿Cómo se hace una criatura? (Cory Silverberg y Fiona Smyth, 2019)	3 años
¿Te has comido al bebé? (Clara Font, Pablo M. Valli y Laura Díez, 2022)	3 años
¡Así se hace un bebé! (Anna Salvia y Cristina Torrón, 2024)	4 años
Nace un bebé. Un cuento sobre lo que pasa dentro de la tripa de mamá (Nazareth Olivera, 2023)	4 años
¡Yo sé de verdad cómo se hacen los bebés! (Monsieur Mouch y Maria-Paz, 2020)	7 años

Diversidad corporal y autoestima	Recomendado a partir de:
Está bien ser diferente (Todd Parr, 2005)	3 años
Monstruo Rosa (Olga de Dios, 2013)	3 años
Monstruo Azul (Olga de Dios, 2020)	3 años
Bicho Pelota (Olga de Dios, 2023)	3 años
Martín Gris (Zuriñe Aguirre, 2016)	3 años
1, 2, 3... ¡Culos! (Annika Leone y Bettina Johansson, 2019)	3 años
Color carne (Desirée Acevedo, 2021)	3 años
La tortuga Marian (Almudena Taboada, 2008)	3 años
El cazo de Lorenzo (Isabelle Carrier, 2010)	5 años
Malena Ballena (Davide Cali, 2010)	5 años

Yo voy conmigo (Raquel Díaz Reguera, 2015)	5 años
¡Tu cuerpo mola! (Tyler Feder, 2022)	6 años
Orejas de mariposa (Luisa Aguilar y André Neves, 2020)	6 años
Un secreto pelirrojo (Camino Baró y Núria Fortuny, 2021)	8 años
No soy perfecta (Jimmy Liao, 2014)	9 años
Déjate florecer (Sheila Mulero Almeda, 2021)	12 años
Más allá de la belleza (Anuschka Rees, 2019)	12 años
Más yo que nunca (Mara Jiménez, 2023)	12 años
Operación Bikini (Júlia Barceló y Camille Vannier, 2021)	12 años

Autonomía corporal y consentimiento	Recomendado a partir de:
ConSentimiento: El cuerpo solo se toca con permiso (Carmen Esteban y Júlia Quintana, 2024)	3 años
Tu cuerpo es tuyo (Lucía Serrano, 2021)	3 años
Marta no da besos (Belén Gaudes y Pablo Macías, 2018)	4 años
¡Shhhhhh! Loreto, esto es un secreto (Belén Gaudes y Pablo Macías, 2020)	4 años
Sí es sí, no es no y siempre lo decido yo (Megan Madison y Jessica Ralli, 2024)	4 años
¡Mi cuerpo es mío! (Profamilia y Dagmar Geisler, 2015)	5 años
Estela, grita muy fuerte (Isabel Olid y Martina Vanda, 2008)	6 años
El consentimiento (¡para niños!). Cómo poner límites, pedir respeto y estar a cargo de ti mismo (Rachel Brian, 2020)	9 años
¡Hola, consentimiento! (Yumi Stynes, Melissa Kang y Jenny Latham, 2021)	12 años

Roles de género	Recomendado a partir de:
Los pendientes que perdí (Sandra Alonso y Cristina G. Cintado, 2019)	3 años
El niño que quería dar abrazos (Sonia Encinas, 2022)	3 años

Daniela Pirata (Susanna Isern, 2018)	3 años
Las princesas también se tiran pedos (Ilan Brenman y Ionit Zilberman, 2011)	3 años
Armando, ¿no estarás llorando? (Belén Gaudes y Pablo Macías, 2019)	4 años
Azules y rosas, ya ves tú qué cosas (Belén Gaudes y Pablo Macías, 2020)	4 años
Benito y su carrito (Belén Gaudes y Pablo Macías, 2017)	4 años
Cómo ser un hombre de verdad (Scott Stuart, 2021)	4 años
La armadura de Hugo (Susanna Isern, 2022)	4 años
Mi sombra es rosa (Scott Stuart, 2021)	4 años
Todos deberíamos ser feministas (Chimamanda Ngozi Adichie y Leire Salaberria, 2020)	4 años
Niñas y niños feministas (Blanca Lacasa y Luis Amavisca, 2022)	5 años
Cuando las niñas vuelan alto (Raquel Díaz Reguera, 2017)	5 años
Tipos duros (También tienen sentimientos) (Keith Negley, 2016)	5 años
El niño que no quería ser azul, la niña que no quería ser rosa (Patricia Fitti, 2009)	6 años
Princesa Kevin (Michaël Escoffier y Roland Garrigue, 2018)	6 años
Los hombres no lloramos (Joan Turu, 2022)	6 años

Todos deberíamos ser feministas (Chimamanda Ngozi Adichie, 2015)	9 años
Fuerte (Roy Galán, 2017)	12 años
Como tú: 20 relatos por la igualdad (Fernando Marías, ed., 2019)	14 años
Moxie: La revolución de las chicas (Jennifer Mathieu, 2018)	14 años
Homo machus: De animales a hombres (Javirroyo, 2020)	14 años

Hablemos de sexualidad	Recomendado a partir de:
Sexo es una palabra divertida (Cory Silverberg y Fiona Smyth, 2015)	7 años
¡Hola, sexo! (Yumi Stynes, Melissa Kang y Jenny Latham, 2023)	12 años
A mi rollo con mi cuerpo y mis emociones (Arola Poch y Pedrita Parker, 2022)	12 años
Habla con ellos de sexualidad (Elena Crespi, 2019)	12 años
Sex FAQS. Lo que sí preguntan los adolescentes (Marta Piedra y Lara Castro-Grañén, 2022)	12 años
Amiga, date cuenta (Andonella y Plaqueta, 2019)	12 años
Sexualidades (Isa Duque y Lyona, 2024)	13 años

Buenos tratos, relaciones y amores	Recomendado a partir de:
El jardín de los abrazos (José Antonio Luengo, 2018)	3 años
Nos tratamos bien (Lucía Serrano, 2023)	4 años
¿Me acompañas? (Rafa Guerrero, 2022)	4 años
Te quiero (casi siempre) (Anna Llenas, 2015)	5 años
La pregunta del elefante (Leen van den Berg y Kaatje Vermeire, 2013)	9 años
Iguales pero diferentes. La aventura de crecer con la familia, los amigos y en el amor (Laura Morán, 2022)	9 años
La ternura (Roy Galán, 2017)	12 años
Los amores (Roy Galán, 2021)	12 años
Invisible (Eloy Moreno, 2018)	12 años
Si es amor, no duele (Iván Larreynaga y Pamela Palenciano, 2017)	14 años

Inteligencia emocional	Recomendado a partir de:
Las emociones de Nacho (Liesbet Slegers, 2012)	2 años
Tengo un volcán (Míriam Tirado y Joan Turu, 2022)	2 años
Cuando estoy enfadado (Trace Moroney, 2005)	2 años
Cuando estoy celoso (Trace Moroney, 2005)	2 años

La preocupación de Lucía (Tom Percival, 2018)	3 años
¡Qué rabia de juego! (Meritxell Martí y Xavier Salomó, 2017)	3 años
Rabietas (Susana Gómez Redondo y Anna Aparicio Català, 2015)	3 años
Lucía y sus emociones (Gema Rodríguez, Laura López y Alicia Serrallé, 2023)	3 años
Despedida de Tristeza (Jorge Gonzalvo y Cecilia Varela, 2011)	4 años
La cola del dragón (Javier Fonseca, 2012)	4 años
Nadarín (Leo Lionni, 1995)	5 años
Tranquilos y atentos como una rana (Eline Snel, 2012)	5 años
Emocionario (Cristina Núñez Pereira y Rafael Romero, 2013)	6 años
Diario de las emociones (Anna Llenas, 2014)	9 años
Un batido de emociones (Nora Rodríguez, 2020)	9 años
Una mochila para el universo (Elsa Punset, 2012)	12 años
A mí también. Si la adolescencia te ataca, lee este libro (Karina M. Soto, Mayte F. Tepichín y Toño García, 2017)	12 años

Guias didácticas

Todas estas guías se pueden encontrar en formato pdf y de forma gratuita en internet.

Guías de educación sexual para adolescentes
Una guía de Salud Sexual para saberlo todo (María Rodríguez, Departamento de Salud y Educación del Gobierno Vasco, 2024)
Colección Rebeldes de Género (Eva de la Peña, Marta Garchitorena y Sara Añino, Consejería de Educación, Universidades, Cultura y Deportes del Gobierno de Canarias, 2020)
Despeja tus dudas: guía sobre sexualidad para jóvenes (Dialogasex, Ayuntamiento de Valladolid, 2020)
Guía pedagógica. Derechos Sexuales y Reproductivos (Aldana Menéndez, Laura F. Daunas, Xavi Tallón y Maio Serrasolsas, ABD, 2020)
Anticoncepción y embarazos no planificados. Colección de guías sobre derechos sexuales y reproductivos de las mujeres jóvenes, número 1 (Noemi Parra, Gobierno de Canarias, 2017)

Deseo, placer y satisfacción. Colección de guías sobre derechos sexuales y reproductivos de las mujeres jóvenes, número 2 (Noemi Parra, Gobierno de Canarias, 2017)

Prácticas eróticas seguras frente a las ITS. Colección de guías sobre derechos sexuales y reproductivos de las mujeres jóvenes, número 3 (Noemi Parra, Gobierno de Canarias, 2017)

Sexualidad. Cuerpos, identidades y orientaciones. Colección de guías sobre derechos sexuales y reproductivos de las mujeres jóvenes, número 4 (Noemi Parra, Gobierno de Canarias, 2017)

La palabra más sexy es... ¡SÍ! Una guía de consentimiento sexual (Shaina Joy Machlus, Ricarda Editorial, 2018)

Identidad, masculinidades y sexualidades. Colección de guías sobre derechos sexuales y reproductivos desde la perspectiva de las masculinidades en intervención con jóvenes, número 1 (Erick Pescador, Gobierno de Canarias, 2020)

Placer, corresponsabilidad y empatía. Colección de guías sobre derechos sexuales y reproductivos desde la perspectiva de las masculinidades en intervención con jóvenes, número 2 (Erick Pescador, Gobierno de Canarias, 2020)

Embarazos no deseados, ITS y riesgos masculinos. Colección de guías sobre derechos sexuales y reproductivos desde la perspectiva de las masculinidades en intervención con jóvenes, número 3 (Erick Pescador, Gobierno de Canarias, 2020)

Otras formas de sexualidades masculinas y diversidad. Colección de guías sobre derechos sexuales y reproductivos desde la perspectiva de las masculinidades en intervención con jóvenes, número 4 (Erick Pescador, Gobierno de Canarias, 2020)

Guía básica sobre gordofobia. Un paso más hacia una vida libre de violencia (Magdalena Piñeyro, Gobierno de Canarias, 2020)
Conectar sin que nos raye (Isa Duque, concejalía de Igualdad y Bienestar Social del Ayuntamiento de Andújar, 2020)
Aviso a navegantes: Guía de ciberviolencia de género (Arantxa Gómez y Laura Árbol, Mancomunidad La Vega, 2023)

Guías de educación sexual para familias
Educación sexual de bolsillo. Una guía para familias (Ana Laura Suárez, Ayuntamiento de La Laguna, 2021)
Respuestas fáciles a preguntas difíciles. Guía de educación sexual integral para familias (Daniel Santacruz García, Save the Children España, 2017)
Tenemos que hablar del porno. Guía para familias sobre el consumo de pornografía en la adolescencia (Save the Children España, 2020)
The Porn Conversation: Guía de conversación para 8-11 años (Erika Lust y Pablo Dobner, 2021)
The Porn Conversation: Guía de conversación para 12-15 años (Erika Lust y Pablo Dobner, 2021)
The Porn Conversation: Guía de conversación para 16+ años (Erika Lust y Pablo Dobner, 2021)
Es parte de la vida. Material de apoyo sobre educación sexual y discapacidad para compartir en familia (Sergio Meresman, Valeria Ramos y Diego Rossi, PES-iiDi-UNFPA-UNICEF, 2012)

Guías de educación sexual para profesorado

Guía de educación afectivo-sexual para Infantil y Primaria. Proyecto Bienestar (Elena Fernández, José García-Vázquez, Iván Gómez y María Rodríguez, Ministerio de Educación, Formación Profesional y Deportes, 2025)

Guía de educación afectivo-sexual para Secundaria. Proyecto Bienestar (Elena Fernández, José García-Vázquez, Iván Gómez y María Rodríguez, Ministerio de Educación, Formación Profesional y Deportes, 2025)

Ni ogros ni princesas. Educación en Sexualidades (Consejería de Salud del Principado de Asturias, 2021)

Una guía de Salud Sexual para acompañar a personas adolescentes y jóvenes (María Rodríguez, Departamento de Salud y Educación del Gobierno Vasco, 2024)

Construcción del imaginario sexual de las personas jóvenes. La pornografía como escuela (María Rodríguez, Conseyu de la Mocedá del Principáu d'Asturies, 2020)

Espacio para la gestión de inéditos viables. Guía de acompañamiento emocional. Unidades didácticas para trabajar las emociones en educación secundaria y bachillerato (Ye Too Ponese, Ayuntamiento de Avilés, 2020)

Es parte de la vida II. Un material sobre adolescencia, discapacidad y sexualidad destinado a docentes (Sergio Meresman y Diego Rossi, ANEP-UNFPA-UNICEF, 2019)

Recursos audiovisuales

Cortos y películas	Recomendado a partir de:
Diversidad corporal y autoestima	
Saltando – «*Boundin*» (Bud Luckey/Pixar Animation Studios, 2003)	3 años
Pajaritos – «*For the Birds*» (Ralph Eggleston/Pixar Animation Studios, 2000)	3 años
El Regalo – «*The Present*» (Jacob Frey/Filmakademie Baden-Württemberg, 2014)	6 años
Si pudieras cambiar una parte de tu cuerpo, ¿cuál sería? – «*If You Could Change One Thing About Your Body, What Would It Be?*» (Jubilee Project, 2014)	10 años

Roles de género	
La peluca de Luca (La Naturadora, 2013)	5 años
Lalo, el príncipe rosa (Gema Otero/La Señora Malilla, 2018)	6 años
Super Lola (Gema Otero/La Señora Malilla, 2014)	6 años
El Princesito (Moxie Peng/Disney+, 2021)	7 años
Cola de sirena (Alba Barbé i Serra/Actuavallès, 2019)	7 años
Like a Girl (Lauren Greenfield, Always, 2014)	12 años

Consentimiento	
Consentimiento para niños – «Consent for Kids» (Blue Seat Studios, 2015)	9 años
El consentimiento explicado con té – «Tea Consent» (Blue Seat Studios, 2015)	14 años

Diversidad sexual	
In a Heartbeat (Beth David y Esteban Bravo, 2017)	6 años
Animados en la diversidad (Secretaría de Derechos Humanos y pluralismo cultural de Argentina, 2014)	10 años
¿El amor es todo lo que necesitas? – «Love Is All You Need?» (Kim Rocco Shields, 2011)	14 años

Gestión emocional	
Piper (Alan Barillaro/Pixar Animation Studios, 2016)	3 años
El Puente – «Bridge» (Ting Chian Tey, Academy of Art University, 2010)	3 años
Del revés – «Inside Out» (Pixar Animation Studios y Walt Disney Pictures, 2015)	5 años
Del revés 2 – «Inside Out 2» (Pixar Animation Studios y Walt Disney Pictures, 2024)	5 años
Solo Respira – «Just Breathe» (Julie Bayer Salzman y Josh Salzman, 2014)	6 años
El poder de la empatía (Brené Brown, The Royal Society of Arts, 2013)	14 años

Conocimiento corporal	
Le clitoris (Lori Malépart-Traversy, 2016)	12 años
Diferente es normal (Planned Parenthood, 2011)	12 años

Cambios en la pubertad	
Red – «Turning Red» (Pixar Animation Studios y Walt Disney Pictures, 2022)	9 años

Buenos tratos	
Lou (Dave Mullins/Pixar Animation Studios, 2017)	5 años

Series sobre adolescencia (Para comentar en familia o con profesorado)	Recomendado a partir de:
Atypical (Netflix)	13 años
Anne with an E (Netflix)	13 años
Heartstopper (Netflix)	14 años
On My Block (Netflix)	14 años
Yo nunca – «Never Have I Ever» (Netflix)	14 años
Sex Education (Netflix)	16 años
Prisa por vivir – «Everything Now» (Netflix)	16 años
Esta mierda me supera – «I Am Not Okay with This» (Netflix)	16 años
Betty (HBO-Max)	16 años
Genera+ion (HBO-Max)	16 años
My Mad Fat Diary (Amazon Prime Video)	16 años
Merlí (Amazon Prime Video)	16 años
In my Skin (RTVE Play)	16 años
Euphoria (HBO-Max)	17 años

Contenido educativo en rrss

@PsicoWoman: Canal creado por Isa Duque, psicóloga y sexóloga, que aborda temas de sexualidad, género y relaciones desde una perspectiva feminista. Utiliza principalmente YouTube e Instagram para llegar a adolescentes y jóvenes.

@Platanomelon: Plataforma que ofrece contenido educativo sobre sexualidad y bienestar sexual a través de Instagram, YouTube y TikTok.

@Amazelac: Plataforma que proporciona vídeos animados sobre educación sexual integral para adolescentes. Tiene presencia en YouTube, Instagram y TikTok.

@plannedparenthood: Plataforma con vídeos sobre salud sexual y reproductiva y derechos sexuales. Tiene cuentas en YouTube, Instagram y TikTok.

@SEXWEBSERIE: Webserie gallega de educación sexual dirigida a adolescentes, disponible en YouTube.

Epílogo

Al llegar al final de este recorrido por la compleja relación entre la pornografía, la adolescencia y la educación sexual, deberíamos reflexionar sobre el camino que hemos transitado y sobre el que aún nos queda por recorrer.

La pornografía, como hemos visto, ha evolucionado desde los museos secretos hasta ser accesible, a golpe de clic, a través de las omnipresentes pantallas de nuestros dispositivos móviles. Su influencia en la construcción del imaginario sexual y en la formación de las sexualidades adolescentes es innegable, como también lo es la necesidad de una educación sexual que proporcione las herramientas necesarias para navegar por este paisaje mediático con criterio y responsabilidad. Sin embargo, hemos explorado cómo la mirada adulta, a menudo, ignora las realidades y necesidades de la infancia y adolescencia respecto a su sexualidad. En este sentido, es necesario ser conscientes de que la educación sexual, lejos de ser un lujo, se revela como un derecho fundamental y una responsabilidad comunitaria que, lamentablemente, aún no se cumple de manera satisfactoria. También es importante reconocer que la verdadera protección no vendrá de los filtros tecnológicos, las prohibiciones o las restricciones que pueden ser fácilmente evadidas. El verdadero reto está en proporcionar desde edades tempranas una educación sexual accesible que aporte conocimientos, habilidades y valores para que se puedan tomar decisiones informadas sobre la propia sexualidad y que promueva modelos relacionales basados en la igualdad y los buenos tratos.

El desafío de abordar el porno desde la educación sexual requiere de valentía y apertura, por lo que es el momento de transformar la preocupación en acción constructiva. Debemos comprometernos a crear espacios de diálogo abierto y sin prejuicios porque el silencio y la evitación solo han llevado a que la pornografía ocupe un espacio educativo que no le corresponde. La alfabetización pornográfica y el desarrollo de una mirada crítica son herramientas esenciales para desmontar los mitos y estereotipos que la pornografía *mainstream* perpetúa.

Desde el modelo sexual coitocéntrico y finalista que reproduce sistemáticamente, hasta los roles de género o la representación de la diversidad, pasando por el consentimiento y la violencia, hemos analizado cómo el porno *mainstream* ofrece una visión distorsionada de la sexualidad que contrasta con los principios de la educación sexual. Al mismo tiempo, hemos compartido ideas de cómo y desde dónde abordar todas estas cuestiones, así como diferentes recursos educativos adaptados a las distintas edades que pueden servir de ayuda.

También hemos abierto una ventana a través de la cual darnos cuenta de que el panorama de la representación explícita de la sexualidad no es completamente sombrío. La emergencia de alternativas con otras perspectivas nos muestra que es posible construir representaciones más diversas, éticas y respetuosas de la sexualidad humana.

Mientras avanzamos hacia un futuro donde la educación sexual sea verdaderamente integral y accesible, debemos mantener un diálogo abierto y honesto sobre la sexualidad, sus representaciones y sus implicaciones. Solo así podremos construir una sociedad más informada, respetuosa y con agencia en cuanto a la sexualidad se refiere.

Este libro no pretende ser un punto final, sino un punto de partida para continuar la conversación, la investigación y la acción en este campo tan crucial para el desarrollo individual y colectivo. El desafío está planteado, y la responsabilidad de abordarlo es nuestra.

Bibliografía

Acosta de Arriba, R. (2011), «Del fauno al sexting. Un largo, promiscuo y húmedo viaje», en *Sexología y Sociedad,* 45, 26-33.

American Academy of Pediatrics (19 de junio de 2020), «Making healthy decisions about sex», *Healthy Children.org.*

Andrade, B., I. Guadix, A. Rial, y F. Suárez (2021), *Impacto de la tecnología en la adolescencia. Relaciones, riesgos y oportunidades,* UNICEF España.

Angel, K. (2021), *El buen sexo mañana: Mujer y deseo en la era del consentimiento,* Alpha Decay.

Arcand, B. (1997), *El jaguar y el oso hormiguero: Antropología de la pornografía,* Anagrama.

Ballester, L., y C. Orte (2019), *Nueva pornografía y cambios en las relaciones interpersonales,* Octaedro.

Ballester, L., C. Rosón, T. Facal y R. Gómez (2021), «Nueva pornografía y desconexión empática», *Atlánticas: Revista internacional de estudios feministas,* 6 (1), 67-105.

Barak, A., W. A. Fisher, S. Belfry y D. R. Lashambe (1999), «Sex, Guys, and Cyberspace: Effects of Internet Pornography and Individual Differences on Men's Attitudes

Toward Women», en *Journal of Psychology & Human Sexuality*, 11(1), 63-91.

Barjola, N. (2018), *Microfísica sexista del poder: El caso Alcàsser y la construcción del terror sexual*, Virus Editorial.

Barriuso-Ortega, S., D. Heras-Sevilla y M. Fernández-Hawrylak (2022), «Análisis de programas de educación sexual para adolescentes en España y otros países», en *Revista Electrónica Educare*, 26 (2), 329-349.

Basson, R. (2000), «The female sexual response: A different model», en *Journal of Sex & Marital Therapy*, 26(1), 51-65.

Boyle, K. (2000), «The Pornography Debates: Beyond Cause and Effect», en *Women's Studies International Forum*, 23(2), 187-195.

Bridges, A., R. Wosnitzer, E. Scharrer, C. Sun y R. Liberman (2010), «Aggression and sexual behavior in best-selling pornography vídeos: a content analysis update», en *Violence Against Women*, 16(10), 1065-1085.

Calvo, S. (2021), «Educación sexual con enfoque de género en el currículo de la educación obligatoria en España: avances y situación actual», en *Educatio Siglo XXI*, 39 (1), 281 304.

Calvo, S., y C. Martínez (19 de junio de 2023), «La educación sexual en su laberinto», en *Ctxc. Contexto y Acción*.

Castellví, L. (19 de junio de 2020), «¿Qué nos enseña el porno sobre el racismo?», en *La tribuna, El Español*.

Chamizo, H. (31 de enero de 2023), «TOP 11 ranking industrias que más dinero mueven en el mundo y cómo invertir en ellas», en *Rankia*.

Connell, R. W. (2007), «La organización social de la masculinidad», en T. Valdés y J. Olavarría (eds.), *Masculinidad/es. Poder y crisis*, Ediciones de las Mujeres, pp. 31-48.

Connell, R. W., y J. W. Messerschimdt (2005), «Hegemonic masculinity. Rethinking the concept», en *Gender & Society*, 19(6), 829-859.

Critelli, J., y J. Bivona (2008), «Women's erotic rape fantasies: An evaluation of theory and research», en *Journal of Sex Research*, 45, 57-70.

DeFur, K. (2014), *Porn, porn, everywhere! A values clarification lesson for young adults* [Programa educativo], The Center for Sex Education.

Despentes, V. (2007), *Teoría King Kong*, Melusina.

Dickson, E. (10 de junio de 2020), «Racism in Porn Industry Under Scrutiny Amid Nationwide Protests», *Rolling Stone*.

Dimock, M. (2019), «Defining generations: Where Millennials end and Generation Z begins», *Pew Research Center*, 17(1), 1-7.

Diversual (2022), *Estudio sobre el orgasmo femenino*, Diversual.

Drugas, M. (2022), «Screenagers or "Screamagers"? Current Perspectives on Generation Alpha», *Psychological Thought*, 15(1), 1-11.

Duque, I. (2022), *Acercarse a la generación Z. Una guía práctica para entender a la juventud actual sin prejuicios*, Planeta.

Duque, I., y F. Jódar (2024), *Acompañando a las nuevas generaciones en la era de las pantallas. Bienvenidos a tecnotopia*, Penguin Random House.

Ferguson, C., y R. Hartley (2020), «Pornography and Sexual Aggression: Can Meta-Analysis Find a Link?», en *Trauma, Violence, and Abuse*, 23(5), 1-10.

Ferreira, M. (4 de febrero de 2024), «Porno con o sin "hiyab"», *El Confidencial*.

Firestone, S. (1976), *La dialéctica del sexo. En defensa de la revolución feminista*, Kairós.

Foubert, J. D., M. W. Brosi y R. S. Bannon (2011), «Pornography Viewing among Fraternity Men: Effects on Bystander Intervention, Rape Myth Acceptance and Behavioral Intent to Commit Sexual Assault», *Sexual Addiction & Compulsivity*, 18(4), 212 231.

Friday, N. (1993), *Mi jardín secreto: Una antología de las fantasías sexuales femeninas*, Ediciones B.

Fritz, N., V. Malic, B. Paul y Y. Zhou (2020), «A Descriptive Analysis of the Types, Targets, and Relative Frequency of Aggression in Mainstream Pornography», en *Archives of Sexual Behavior*, 3041-3053.

Fundación Española de Contracepción (2019), *Encuesta nacional sobre sexualidad y anticoncepción entre los jóvenes españoles (16-25 años)*, Fundación Española de Contracepción.

Gallardo, E. J., y C. Serrano (2010), «Panopticum eroticum digitale: taxonomías pornográficas en red», en R. Zafra (coord.), *X0y1#ensayos sobre género y ciberespacio*, Briseño, pp. 190- 204.

Garaizabal, C. (6 de marzo de 2020), «Ese oscuro objeto de deseo», en *Ctxt. Contexto y acción*.

García, P. (2020), *Tenemos que hablar de porno. Guía para familias sobre consumo de la pornografía en la adolescencia*, Save the Children España.

Giménez, F. (2007), *¿Qué hacer después de la orgía? El destino de la imagen en la cultura contemporánea*, CNIDIAP.

Gleason, N. (2017), *The Effects of Pornography on Gay, Bisexual, and Queer Men's Body Image: An Experimental Study*, Minnesota State University.

Goldfarb, E. S., y L. D. Lieberman (2020), «Three decades of research: The case for comprehensive sex education», en *Journal of Adolescent Health*, 67(2), S18-S27.

Gómez-Miguel, A., S. Kuric y A. Sanmartín (2023), *Juventud y pornografía en la era digital: consumo, percepción y efectos*, Madrid, Centro Reina Sofía de Fad Juventud.

Greer, G. (2024), *La mujer eunuco*, Kairós.

Gubern, R. (2005), *La imagen pornográfica y otras perversiones ópticas*, Anagrama.

Hald, G. M., N. M. Malamuth y C. Yuen (2010), «Pornography and attitudes supporting violence against women: Revisiting the relationship in nonexperimental studies», en *Aggressive Behavior*, 36(1), 14-20.

Harford, T. (8 de junio de 2019), «¿Hasta qué punto la pornografía todavía domina internet?», *BBC News Mundo*.

Hay, M. (15 de diciembre de 2016), «Cumshots: la historia de las corridas finales en el cine porno», en *Vice*.

Hunt, L. (1996), *The invention of pornography, 1500-1800: Obscenity and the origins of modernity*, Zone Books.

Hutchings, N. (2017), «Porn literacy: Raising sexually intelligent young people», en *Journal of Sexual Medicine*, 14(4b), e292.

INJUVE (2022), *Resumen Ejecutivo Estrategia de Juventud 2030*, Instituto de la Juventud.

Instituto de las Mujeres (2022), *La sexualidad de las mujeres jóvenes en el contexto español: Percepciones subjetivas e impacto de la formación*, Instituto de las Mujeres.

Kendrick, W. (1995), *El museo secreto: La pornografía en la cultura moderna*, Tercer Mundo.

Kimmel, M. S., y R. F. Plante (2005), «The gender of desire: The sexual fantasies of women and men», en P. Gagné y R. Tewksbury (eds.), *Gendered Sexualities (Advances in Gender Research)*, 6, 55-77.

Lameiras, M., M. V. Carrera y Y. Rodríguez (2016), «Caso abierto: la educación sexual en España, una asignatura pendiente», en V. Gavidia (coord.), *Los ocho ámbitos de la Educación para la Salud en la escuela*, Tirant Humanidades, pp. 197-210.

López Trujillo, N. (8 de junio de 2022), «Hablemos de porno: ¿su consumo tiene relación con la violencia sexual?», *Newtral*.

Lust, E. (2008), *Porno para mujeres. Una guía para entender y aprender a disfrutar del cine X*, Melusina.

Malamuth, N., R. Lamade, M. Koss, E. Lopez, C. Seaman y R. Prentky (2021), «Factors predictive of sexual violence: Testing the four pillars of the Confluence Model in a large diverse sample of college men», en *Aggressive Behavior*, 47(4), 1-16.

Maltz, W., y S. Boss (1998), *El mundo íntimo de las fantasías sexuales femeninas*, Paidós.

Martínez, S. (1 de octubre de 2016), «El "boom" del porno feminista: en qué se diferencia del machista», *El Español*.

McKee, A., P. Byron, K. Litsou y R. Ingham (2020), «An interdisciplinary definition of pornography: Results from a global Delphi panel», en *Archives of Sexual Behavior*, 49(3), 1085-1091.

Méndez, D. (1 de septiembre de 2023), «¿Crees que vivimos en una crisis de valores? Todas las sociedades lo creen», *ABC semanal*.

Mestre-Bach, G., A. Villena-Moya y C. Chiclana-Actis (2024), «Pornography use and violence: A systematic review of the last 20 years», en *Trauma, Violence, and Abuse*, 25(2), 1088-1112.

Milano, V. (dir.) (2023), *Estudio sobre pornografía en las Illes Balears: acceso e impacto sobre la adolescencia, derecho in-*

ternacional y nacional aplicable y soluciones tecnológicas de control y bloqueo, Institut Balear de la Dona.

Millet, K. (1995), *Política sexual*, Cátedra.

Moyano, N., y J. C. Sierra (2014), «Fantasías y pensamientos sexuales: Revisión conceptual y relación con la salud sexual», *Revista Puertorriqueña de Psicología*, 25(2), 376-393.

Nagy, Á., y A. Kölcsey (2017), «Generation alpha: Marketing or science?», *Acta Technologica Dubnicae*, 7(1), 107-115.

Notario, E. (21 de marzo de 2013), «Lo que internet le debe al porno», *elDiario.es*.

Observatorio Nacional de Tecnología y Sociedad (2023), *Impacto del aumento del uso de internet y las redes sociales en la salud mental de jóvenes y adolescentes*, Red.es. Secretaría de Estado de Digitalización e Inteligencia Artificial. Ministerio de Asuntos Económicos y Transformación Digital.

— (2024), *El uso de las tecnologías por los menores en España, Edición 2024 – Datos 2023*. Red.es. Secretaría de Estado de Digitalización e Inteligencia Artificial, Ministerio para la Transformación Digital y de la Función Pública.

Ogien, R. (2005), *Pensar la pornografía*, Paidós Ibérica.

Organización de las Naciones Unidas para la Educación, la Ciencia y la Cultura (16 de febrero de 2018), *Por qué es importante la educación integral en sexualidad*, UNESCO.

— (2023), *Educación integral en sexualidad* [España], UNESCO.

Organización Mundial de la Salud (18 de mayo de 2023), *Educación sexual integral*, OMS.

Osborne, R. (1989), *Las mujeres en la encrucijada de la sexualidad: Una aproximación desde el feminismo*, LaSal.

— (1993), *La construcción sexual de la realidad*, Cátedra.

Owens, E. W., R. J. Behun, J. C. Manning y R. C. Reid (2012), «The impact of internet pornography on adolescents: A review of the research», *Sexual Addiction & Compulsivity: The Journal of Treatment & Prevention*, 19(1-2), 99-122.

Pérez-García, L., y A. Almanzar-Curiel (2021), «Cirugía estética y motivaciones psicosociales: Hacia un estado de la cuestión y perspectivas de investigación», *Via Sapientiae*, 1(1), 1-25.

Perla, J. F., J.C. Sierra, P. Vallejo-Medina y R. Gutiérrez-Quintanilla (2009), «Un estudio psicométrico de la versión española reducida del Hurlbert Index of Sexual Fantasy», *Boletín de Psicología*, 96, 7-16.

Peter, J., y P. M. Valkenburg (2016), «Adolescents and pornography: A review of 20 years of research», *Journal of Sex Research*, 53(4-5), 509-531.

Platero, L., y M. A. López-Sáez (2023), «Adultocentrismo», en L. Alegre, E. Pérez y N. Sánchez (dirs.), *Enciclopedia crítica del género. Una cartografía contemporánea de los principales saberes y debates de los estudios de género*, pp. 185-193.

Prada, N. (2010), «¿Qué decimos las feministas sobre la pornografía? Los orígenes de un debate», en *La manzana de la discordia*, 5(1), 7-26.

Preciado, P. B. (2008), «Museo, basura urbana y pornografía», en *Zehar: revista de Arteleku-ko aldizkaria*, (64), 38-67.

Royalle, C. (2016), «Qué hace una chica como tú...», en T. Taormino, C. Penley, C. Parreñas Shimizu y M. Miller-Young (eds.), *Porno feminista: Las políticas de producir placer*, Melusina, pp. 84-104.

Ruiz-Román, P. (2008), «Una pornografía de ellas sin ellas: la representación de la sexualidad lesbiana en Internet», en L. Platero (coord.), *Lesbianas: discursos y representaciones*, Melusina, pp. 213-232.

Sanjuán, C., y C. Moral (2020), *Informe (DES)Información sexual: pornografía y adolescencia. Un análisis sobre el consumo de pornografía en adolescentes y su impacto en el desarrollo y las relaciones con iguales*, Save the Children España.

Semrush (13 de septiembre de 2024), «Sitios web más visitados en el mundo», *Semrush*.

Share, J., T. Jolls y E. Thoman (2006), «Cinco preguntas clave que pueden cambiar el mundo: Actividades de clase para alfabetismo en medios», CML MediaLit Kit™.

Shulman, E. P., A. R. Smith, K. Silva, G. Icenogle, N. Duell, J. Chein y L. Steinberg (2016), «The dual systems model: Review, reappraisal, and reaffirmation», en *Developmental cognitive neuroscience*, 17, 103-117.

Sierra, J. C., P. Vera-Villarroel y J. D. Martín-Ortiz (2002), «Conductas sexuales, satisfacción sexual y fantasías sexuales: diferencias por género y nacionalidad», en *Avances en Psicología Clínica Latinoamericana*, 20, 57-62.

Smith, A. R., L. Steinberg, N. Strang y J. Chein (2015), «Age differences in the impact of peers on adolescents' and adults' neural response to reward», en *Developmental cognitive neuroscience*, 11, 75-82.

Spector, I. P., M. P. Carey y L. Steinberg (1996), «The Sexual Desire Inventory: Development, factor structure, and evidence of reliability», en *Journal of Sex & Marital Therapy*, 22, 175-190.

Sprinkle, A. (2001), *Hardcore from the heart: The pleasures, profits and politics of sex in performance*, Continuum International Publishing Group.

Srinivasan, A. (2022), *El derecho al sexo. Feminismo en el siglo XXI*, Anagrama.

Steinberg, L. (2008), «A social neuroscience perspective on adolescent risk-taking», en *Developmental Review*, 28(1), 78-106.

Stoya (4 de marzo de 2018), «Can there be good porn?», *New York Times*.

Taormino, T. (2016), «Tomando el mando: porno feminista en la teoría y en la práctica», en T. Taormino, C. Penley, C. Parreñas Shimizu y M. Miller-Young (eds.), *Porno feminista: Las políticas de producir placer*, Melusina, pp. 393-409.

Taormino, T., C. Penley, C. Parreñas Shimizu y M. Miller-Young (2016), *Porno feminista: Las políticas de producir placer*, Melusina.

Thurman, N., y F. Obster (2021), «The regulation of internet pornography: What a survey of under-18s tells us about the necessity for and potential efficacy of emerging legislative approaches», en *Policy & Internet*, 13(3), 415-432.

Torrado, E., J.Gutiérrez, Y. R. Romero y A. González (2021), *Sexualidad y consumo de pornografía en adolescentes y jóvenes de 16 a 29 años. Informe final*, Universidad de La Laguna.

Valero, A. (2022), *La libertad de la pornografía*, Athenaica Ediciones.

Van-Ouytsel, J., K. Ponnet y M. Walrave (2014), «The Associations Between Adolescents' Consumption of Pornography and Music Vídeos and Their Sexting Behavior», en *Cyberpsychology, Behavior, and Social Networking*, 17(12), 772-778.

Webber, V. (2012), «Shades of gay: Performance of girl-on-girl pornography and mobile authenticities», en *Sexualities*, 16(1-2), 217-235.

Williams, L. (1989), *Hard Core: Power, Pleasure, and the «Frenzy of the Visible»*, University of California Press.

Wilson, E. K., B. T. Dalberth, H. P. Koo y J. C. Gard (2010), «Parents' perspectives on talking to preteenage children about sex», en *Perspectives on Sexual and Reproductive Health*, 42(1), 56-63.

Wright, P. J., R. S. Tokunaga y A. Kraus (2016), «A meta-analysis of pornography consumption and actual acts of sexual aggression in general population studies», en *Journal of Communication*, 66(1), 183-205.

Yubero, B. (21 de noviembre de 2021), «El consumo de pornografía, una de las industrias más rentables, se dispara en España», *El Plural*.

Zubeidat, I., V. Ortega y J. C. Sierra (2004), «Evaluación de algunos determinantes del deseo sexual: estado emocional, actitudes hacia la sexualidad y fantasías sexuales», en *Análisis y Modificación de Conducta*, 30(105), 105-128.

Zurbriggen, E. L., y M. R. Yost (2004), «Power, desire, and pleasure in sexual fantasies», en *Journal of Sex Research*, 41, 288-300.